Septischer Abort und bakterieller Schock

Septischer Abort

und bakterieller Schock

Herausgegeben von Josef Zander

Unter Mitarbeit von

F. K. Beller · U. Bleyl · H. Graeff

H.-J. Krecke · W. Kuhn · H.-G. Lasch

Mit 11 Abbildungen und 6 Farbtafeln

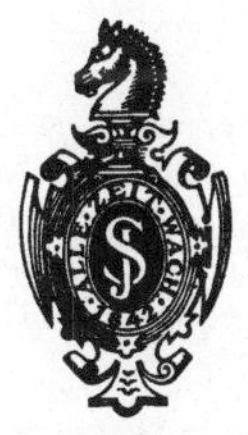

Springer-Verlag Berlin · Heidelberg · New York 1968

In dieser Monographie ist der Inhalt eines Symposiums zusammengefaßt, welches am 11. Juni 1967 anläßlich der 135. Tagung der Mittelrheinischen Gesellschaft für Gynäkologie und Geburtshilfe in Heidelberg stattfand

ISBN-13: 978-3-642-88173-2   e-ISBN-13: 978-3-642-88172-5
DOI: 10.1007/978-3-642-88172-5

Vorwort

Septischer Abort und bakterieller Schock gehören zu den Erkrankungen der Schwangerschaft mit vitaler Bedeutung. Die Mortalität ist hoch. Entwickelt sich ein bakterieller Schock stirbt noch jede zweite Patientin. Der septische Abort mit nachfolgendem bakteriellem Schock kommt gehäuft in den Bereichen großer Städte vor. Er ist erschreckender Ausdruck noch ungelöster sozialer Probleme unserer Zeit.

In den letzten Jahren hat sich die Aufmerksamkeit der Gynäkologen, Internisten, Pathologen und Pathophysiologen vermehrt den pathogenetischen Vorgängen im Verlauf des bakteriellen Schocks zugewandt. Daraus haben sich neue Ansätze für die frühzeitige Diagnose sowie für therapeutische und prophylaktische Maßnahmen entwickelt.

In dieser Monographie ist der Inhalt eines Symposiums zusammengefaßt, welches am 11. Juni 1967 anläßlich der 135. Tagung der Mittelrheinischen Gesellschaft für Gynäkologie und Geburtshilfe in Heidelberg stattfand. Aus der Sicht verschiedener Fachdisziplinen wurden Pathogenese, Pathophysiologie, Klinik und Therapie des septischen Aborts und des bakteriellen Schocks sowie prophylaktische Maßnahmen diskutiert. Es wurde versucht, Grenzen unseres gegenwärtigen Wissens aufzuzeigen. Fragestellungen der ärztlichen Praxis standen dabei im Vordergrund.

Nach dem lebhaften Verlauf der Diskussion erschien es gerechtfertigt, den Inhalt des Symposiums zu veröffentlichen. Die Teilnehmer hoffen, damit praktizierende Ärzte und Fachärzte über den septischen Abort und den bakteriellen Schock zu informieren sowie erneut auf deren Gefährlichkeit aufmerksam zu machen. Sie möchten gleichzeitig Hinweise für diagnostische, therapeutische und prophylaktische Maßnahmen geben.

Den Firmen B. Braun, Melsungen, Bayer, Leverkusen, sowie der Deutschen Hoffmann La Roche AG, Grenzach, danken die Teilnehmer des Symposiums für die großzügige Unterstützung der Druck-

legung. Sie danken weiterhin Herrn Dr. H. Götze vom Springer-
Verlag, Heidelberg, dessen Verständnis und verlegerische Initiative
die Veröffentlichung des Symposiums in der vorliegenden Form er-
möglichte.

Heidelberg, im März 1968   J. ZANDER

Inhaltsverzeichnis

Anschriftenverzeichnis

Herausgeber: Professor Dr. Josef Zander
Universitäts-Frauenklinik
6900 Heidelberg
Voßstr. 9

Mitarbeiter: Professor Dr. Fritz Karl Beller
Dept. of Obstetrics and Gynecology
New York Univ. Bellevue Medical Center
550 First Avenue
New York, USA

Privatdozent Dr. Uwe Bleyl
Pathologisches Institut der Universität
6900 Heidelberg
Berliner Str. 5

Dr. Henner Graeff
Universitäts-Frauenklinik
6900 Heidelberg
Voßstr. 9

Privatdozent Dr. Hans-Jürgen Krecke
Ludolf Krehl-Klinik
Med. Universitätsklinik
6900 Heidelberg
Bergheimer Str. 58

Dr. Walther Kuhn
Universitäts-Frauenklinik
6900 Heidelberg
Voßstr. 9

Professor Dr. Hanns-Gotthard Lasch
Med. Kliniken und Polikliniken der Universität
6300 Gießen
Klinikstr. 32 b

Pathogenese, Klinik und Therapie
des septischen Schocks in der Schwangerschaft

F. K. BELLER *

Der Zusammenhang zwischen gramnegativen Infektionen und Schock wurde erst vor wenigen Jahren erkannt. Zwar hat schon LAENNEC im Jahre 1831 den Zusammenbruch des Kreislaufes als Folge von Infektionen beschrieben. Die Bedeutung gramnegativer Infektionen als Ursache von Schockzuständen geht jedoch erst auf die fünfziger Jahre zurück (WAIBREN, 1951; BRODEN und HALL, 1951). Im geburtshilflich gynäkologischen Schrifttum waren es STUDDIFORD und DOUGLAS (1956), die in klassischer Weise den Zusammenhang zwischen septischem Abort und Schock aufgezeigt haben. Seitdem nimmt die Literatur ständig zu. Es ist offensichtlich, daß es sich um ein Krankheitsbild handelt, das im Augenblick die höchste Mortalität aller Erkrankungen in der Schwangerschaft aufweist.

Definition, Epidemiologie und Prognose

Das Krankheitsbild kann wissenschaftlich definiert werden als „Schock im Gefolge eines septischen Abortes, bedingt durch Endotoxine gramnegativer Erreger". Klinisch ist die Definition weitaus schwieriger. Endotoxine sind Lipopolysaccharide, die in der Zellwand lokalisiert sind und in der Blutbahn durch Bakterienzerfall eine Endotoxinämie erzeugen. Eine Ausschwemmung von Bakterien in die Zirkulation, ausgehend von einer lokalen Infektion, z. B. dem Uterus, ist nicht notwendigerweise Vorbedingung für eine Endotoxinämie. Endotoxinausscheidung ohne Sepsis kann auch, wie später auszuführen sein wird, von einer lokalen Infektion erfolgen.

* Department of Obstetrics and Gynecology, New York University School of Medicine, New York, New York.

Unterstützt durch das National Institute of Child Health and Human Development (HD 00270-06).

Senior Investigator, Health Research Council of the City of New York (I-297).

Zum Gedächtnis von HANS RUNGE, 1892—1964.

Die Definition ist erschwert, weil Exotoxine von gramnegativen Keimen, z.B. von Staphylokokken und Streptokokken in etwa 5% toxische Symptome und Schock verursachen können. Jedoch 25 bis 60% der Patienten mit gramnegativen Infektionen entwickeln Schockzeichen (Ebert und Abernathy, 1961).

Obwohl das Krankheitsbild des endotoxischen Schocks definitionsgemäß durch Endotoxine gramnegativer Erreger hervorgerufen wird, kann infolge Fehlens diagnostischer Differentialteste die Infektion mit Chlostridium Welchii, Novyi und septicum, zumindest im Beginn, klinisch nicht abgetrennt werden. Dies verwirrt die Nomenklatur weiterhin, da das Chlostridium ein grampositiver Keim ist, der Exotoxine bildet. Diese Exotoxine können ebenfalls einen Schock verursachen; die Pathophysiologie des späteren Stadiums der Erkrankung ist jedoch grundsätzlich verschieden von der Endotoxinämie. Da die Behandlung im Initialstadium, speziell hinsichtlich der aktiven Maßnahmen, mit denen der Endotoxinämie identisch ist, schließen viele Autoren, einschließlich Douglas und Beckman (1967), sowie Fox (1967) die Chlostridium-Infektion in das Krankheitsbild ein, obwohl dies pathophysiologisch nicht ganz korrekt ist.

Die Häufigkeit der Erreger geht aus Tabelle 1 hervor, der das Material der Mortality Commitees des Staates Californien als Grundlage diente (Fox, 1967), sowie eine Zusammenfassung von Ebert und Abernathy, 1961 (Tabelle 2). Die Häufigkeit entspricht etwa unserem Material. Besonders interessant ist die relative Häufung von Coli- und Chlostridium-Infektionen, die für den klinischen Verlauf schwerwiegende Folgen haben kann.

Gramnegative Infektionen infolge septischen Aborts treten in großen Städten gehäuft auf. Dies geht aus Abb. 1 hervor, die, wiederum ausgehend vom Material der Maternal Mortality Study in Californien, eine Häufung um die größeren Städte aufzeigt, während die ländlichen Bezirke weitaus weniger betroffen sind. Diese Tatsache hängt mit der Massierung von artefiziellen Aborten in den Großstädten zusammen. Bei unseren Kranken ist die Ursache für den septischen Abort fast ausnahmslos ein artefizieller Abort.

Das Krankheitsbild des septischen Schocks tritt in unserem Material etwa in 1% aller Aborte und etwa 2,5—3% aller fieberhaften Aborte auf. Eine generelle Zunahme von gramnegativen Infektionen im Gesamtgebiet der Medizin wird angenommen. Es ist im Augenblick völlig unklar, worauf diese Zunahme beruht. Man kann theoretisieren, ob die Zunahme des Wissens in Mikrobiologie, Immunologie, ex-

Tabelle 1. *Typen von Organismen in Blutkulturen von 65 Patienten.* (Nach Fox, 1967)

Organismen	Zahl der Fälle
E. coli	20
E. coli und Streptococcus	2
E. coli und proteus	1
E. coli und Chlostridium welchii	2
Staphylococcus	6
Hemolytic Streptococcus	6
Anaerobic Streptococcus	3
Streptococcus und Staphylococcus	2
Klebsiella	1
Klebsiella und E. coli	1
Klebsiella und Streptococcus	1
Chlostridium Welchii	10
Chlostridium und Streptococcus	1
Chlostridium und Staphylococcus	1
Chlostridium perfringens	2
Chlostridium perfringens und E. coli	1
Chlostridium tetani	2
Aerobacterium aerogenes	1
Candida albicans	1
Kultur neg.	1

Tabelle 2. *Häufigkeit von Schockzuständen geordnet nach Keimen*

Microorganismen	Patienten mit Schock in %
Gramnegative Organismen:	
E. coli	10
Paracolon spp.	24
Klebsiella — Aerobacter spp.	13
Proteus spp.	18
Pseudomonas spp.	20
N. mengingitidis	25
Grampositive Organismen:	
Staphylococcus aureus	5
D. pneumoniae	5
Streptococcus ssp.	6
Chlostridium ssp.	58

Nach einer Zusammenstellung aus dem Schrifttum von EBERT und ABER-NATHY.

perimenteller Pathologie und Physiologie eine bessere Diagnose ermöglicht, oder, wofür manches spricht, daß es sich um eine absolute epidemiologische Frequenzsteigerung auf Grund unbekannter Ursachen handelt.

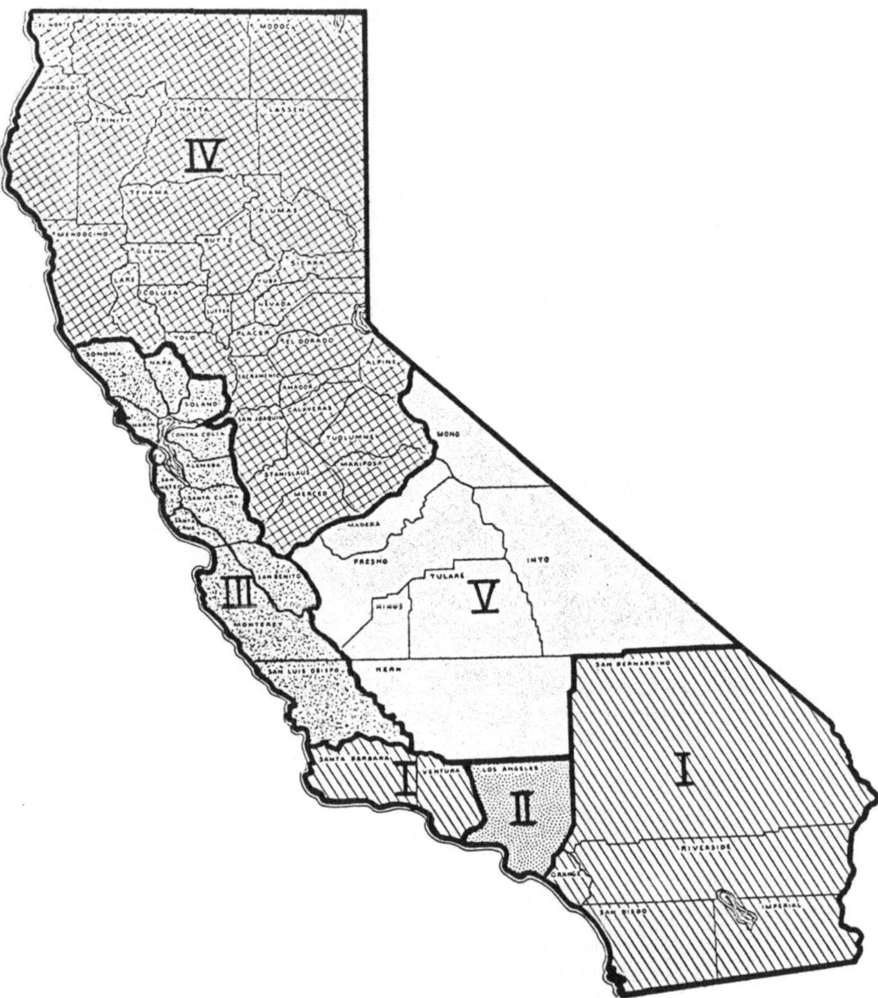

Abb. 1. Geographische Verteilung von Abort-Todesfällen und ihrer Relation zur
Zahl der Bevölkerung und den Lebendgeburten in Kalifornien.
(Nach Fox, 1967; mit Erlaubnis)

Gebiet	Todes-fälle	Bevölke-rung	Lebend-geburten	Bevölkerung per Todeszahl	Lebendgeburten per Todeszahl
I	30	3 243 800	74 211	108 127	2474
II	129	6 251 900	140 862	48 464	1092
III	49	4 303 214	92 048	85 780	1879
IV	9	1 810 500	40 347	201 167	4483
V	6	961 014	22 917	160 169	3820

Der endotoxische Schock ist nicht nur ein Krankheitsbild, das den Gynäkologen besorgt; es tritt in zunehmender Häufigkeit in anderen Fachgebieten auf, gewöhnlich als Komplikation nach auszehrenden Krankheiten und bei Kindern, vermutlich bedingt durch eine Resistenzverminderung. Gewöhnlich sind es Infektionen des Urogenitaltraktes, die zum endotoxischen Schock führen. Interessant ist die zunehmende Häufung an Pneumonien, bedingt durch gramnegative Erreger, die darauf zurückgeführt wird, daß die Lunge als Filter für Bakterien wirkt (TILLOTSON and LERNER, 1967).

Die Mortalität nach septischen Aborten beträgt auf Grund einer Übersicht des Schrifttums zwischen 20 und 80%, wobei wohl eine Frequenz von 50% als realistisch angesehen werden kann. In unserem Material ist die Mortalität mit 25% geringer. Jedoch ist die Ausgangszahl von 50 Fällen zu klein, um irgendwelche statistischen Deutungen zu erlauben, und eine optimistische Betrachtungsweise zu rechtfertigen. Der Verlust jeder zweiten Patientin ist eine grausame Feststellung, die durch die Tatsache aggraviert wird, daß es sich entweder um junge Mädchen oder aber um Mütter von mehreren Kindern handelt, wie Fox (1967) kürzlich gezeigt hat. Der endotoxische Schock ist in den Großstädten der USA zur führenden Todesursache in der Schwangerschaft aufgerückt.

Experimentelle Befunde

Die Ursache der Schockentwicklung durch Endotoxine ist weitgehend ungeklärt. Es soll hier nur eine kurze Zusammenfassung einiger bekannter Mechanismen und Reaktionen auf Organsysteme gegeben werden, soweit sie für das Verständnis der Klinik und der Stellung der Diagnose von Bedeutung sind.

Übereinstimmung besteht heute darin, daß es sich beim Schockgeschehen ganz generell um eine Verminderung der Gewebedurchblutung handelt und das Absinken des zentralen Druckes nur eine Folge und nicht Ursache ist. Hierauf wurde schon vor Jahrzehnten von ARCHIBALD und McLEAN (1917) hingewiesen. DAVIS (1961) drückte diese Erkenntnis in einer Gleichung aus:

$$S = k, \frac{GW\,O_2}{MV},$$

wobei k eine Konstante der Proportionalität ist, die den Gewebebedarf, Grad des Schocks usw. ausdrückt. GW bedeutet Gewebebedarf an O_2 und MV das Minutenvolumen. Wird der Gewebebedarf

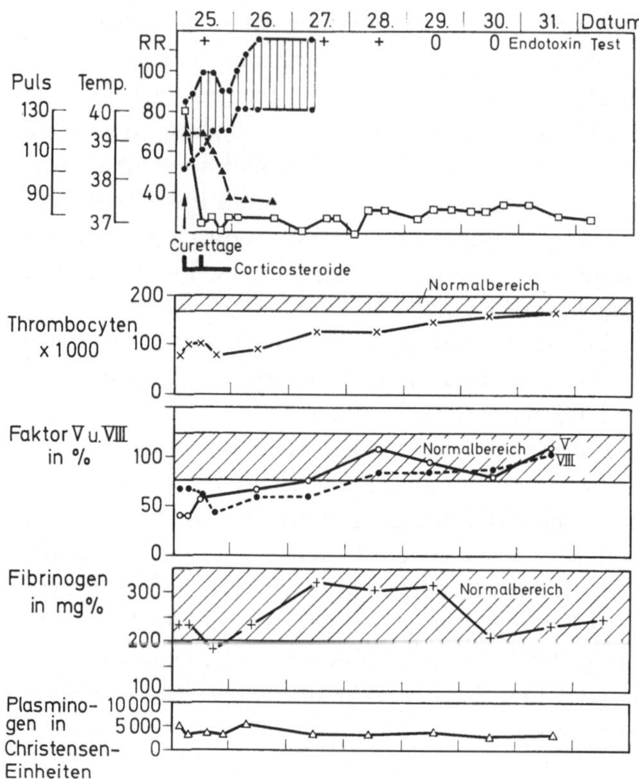

Abb. 2. Klassischer Fall eines endotoxischen Schocks nach Abort. Beachte den positiven Endotoxintest auf dem obersten Teil der Abbildung

erhöht, z.B. im Fieber, nimmt der Schock an Schwere zu, während Hypothermie zur Besserung führt.

Die Infektion ist in der Gebärmutter lokalisiert, von der aus gramnegative Keime und/oder Endotoxine in die Blutbahn gestreut werden. Ergebnisse unseres Arbeitskreises haben ergeben, daß noch nach Abklingen des Schocks für Tage kontinuierlich Endotoxine in der Blutbahn nachweisbar sind (Abb. 2). Dies entspricht früheren Befunden von Ravine et al. (1960), die mittels radioaktiv markiertem Endotoxin gezeigt haben, daß Endotoxine von Körperhöhlen, z.B. dem Magen, reabsorbiert werden.

Die Leber spielt eine zentrale Rolle. Unter normalen Bedingungen werden injizierte Endotoxine in ca. 10 min vom RES absorbiert und detoxifiziert (Beeson, 1947; Hering, 1963). Dadurch wird jedoch die Phagocytoseleistung der Kupferschen Sternzellen geschädigt. Das RES ist nicht mehr in der Lage, Fibrinopeptide von der Zirkulation zu absorbieren (LEE, 1963, 1964). Inwieweit dies für die Entwicklung von glomerulären Fibrinniederschlägen von Bedeutung ist, müssen weitere Untersuchungen klären. Durch die pathologischen Stoffwechselprodukte wird das Vermögen der Leber, Proteine und Enzyme zu bilden, mehr und mehr herabgesetzt.

Es ist diskutiert worden, ob das RES in der Schwangerschaft abnormal reagiert. Dafür sind jedoch keinerlei Hinweise vorhanden. In diesem Zusammenhang wurde auf die Auslösung des sog. Shwartzman Phenomen (s. später) bei schwangeren Tieren, mittels einer einzigen Injektion hingewiesen, wie von APITZ (1938) beschrieben. Jedoch handelt es sich bei diesen experimentellen Studien um Tiere am Ende der Zeit (McKAY et al., 1963; KALEY et al., 1963; KRECKE, 1963). Im ersten Trimenon kann das Apitz Phänomen nicht ausgelöst werden und kommt als Erklärung lediglich für die Amnionitis am Ende der Zeit in Frage, nicht aber für den septischen Abort.

Endotoxine reagieren mit Katecholaminen, z.B. Adrenalin und Noradrenalin im Sinne einer Gefäßhyperaktivität (ZWEIFACH et al., 1956). Im Schock kann, als Folge des Blutdruckabfalles, eine Zunahme von Adrenalin um das 50fache und ein 10facher Anstieg von Noradrenalin beobachtet werden. Diese Zunahme ist von Bedeutung in Hinblick auf die Reaktion der kleinen Blutgefäße. Der Kontraktionszustand der Arteriolen bestimmt den peripheren Widerstand (resistence vessels). Mindestens zwei adrenergische Receptorensysteme sind bekannt. Im Herzen finden sich vorwiegend β-Receptoren, während α-Receptoren vorwiegend in den Arteriolen und mehr peripher lokalisiert sind. Diese mehr peripheren Gefäßabschnitte bestehen aus Capillaren und Venen, die das Volumen bestimmen (Capacitance vessels). Sie werden kontrolliert durch α-Receptoren. Bestimmte Gefäßabschnitte enthalten mehr α-, andere mehr β-Receptoren, und damit wird das Gefäßvolumen unterschiedlich beeinflußt. Das Verständnis dieser Zusammenhänge ist für die Therapie von Bedeutung.

Es bestehen Hinweise dafür, daß im Anfangsstadium der Endotoxinämie neben Katecholaminen, biogenen Aminen, wie Histamin und Serotonin, auch vasoaktive Polypeptide, wie Angiotensin, Bradikinin und Kallikrein von Bedeutung sind (s. LASCH in diesem Band). Die Schwierigkeit besteht darin, diese Substanzen zu bestimmen, da die Halbwertzeit extrem kurz ist und z.B. bei vasoaktiven Polypeptiden nur Sekunden beträgt.

Eine zentrale Steuerung ist ebenso von Bedeutung. Sie war schon lange vermutet und kürzlich erneut von PENNER und BENHEIM (1960) gezeigt worden. Fine et al. (1960) haben darauf hingewiesen, daß toxische Schäden durch Endotoxine nur am intakten, nicht aber am denervierten Organ auftreten. Dies ist ein Hinweis, daß es nicht die zirkulierenden, sondern die lokalen Katecholamine sind, die den Organ-Schaden verursachen.

. Jeder Schock betrifft spezifisch bestimmte Organe, die als Schockorgane bezeichnet werden. Diese sind aber nicht nur unterschiedlich bei verschiedenen ätiologischen Faktoren, sondern auch tierspezifisch. Beim Hund ist das hervorstechendste Schockorgan z.B. der Darm, der als Schockorgan beim Menschen kaum eine Rolle spielt. Genau wie beim Kaninchen, ist beim Menschen das wesentlichste Schockorgan die Niere und ein anderes die Lunge. Lillehei et al. (1966) erklären z.B. die Dyspnoe, Tachypnoe und Cyanose durch lokale Endotoxinwirkungen in der Lunge. Unter experimentellen Bedingungen findet sich fast immer ein hämorrhagisches Lungenödem und in manchen Fällen schon frühzeitig pulmonale, mitunter auch kardiale Infarkte(Gerber, 1936).

Es wird angenommen, daß nicht nur im hypovolämischen, sondern auch im endotoxischen Schock Renin in der Niere gebildet wird. Dies stimuliert über den Angiotensinmechanismus die Nebenniere zur Ausschüttung von Aldosteron. Die Folge ist eine Retention von Natrium und eine Ausscheidung von Kalium.

Möglicherweise ist in diesem Zusammenhang von Bedeutung, daß im schwangeren Uterus die Reninkonzentration erhöht ist (Ferris et al., 1967).

Parallel mit der sich entwickelnden Oligurie weist der Urin eine abfallende Osmolarität auf. Wie eigene experimentelle Untersuchungen mit Graeff gezeigt haben, kommt es nach einer initialen Anurie zu einer kurzen Diurese, bevor die Urinausscheidung endgültig erliegt. Die Osmolarität ist zu dieser Zeit extrem niedrig und entspricht der des Plasmas.

Besonderes Interesse hat die Niere im Zusammenhang mit dem sog. Shwartzman-Sanarelli-Phänomen gefunden. Eine zweimalige intravenöse, subletale Dosis führt zu intravasalen Fibrinniederschlägen, speziell in den Capillarschlingen der Glomerula. Eine erhebliche Anzahl von Arbeiten befaßt sich mit der unerklärbaren Latenzphase von 24 Std. Klinische Bedeutung erlangte das Phänomen, nachdem McKay et al. (Lit. s. McKay, 1966) in Autopsiematerial glomeruläre Fibrinniederschläge und Nebennierennekrosen beim Menschen beobachtet und in Zusammenhang mit dem Endotoxinschock gebracht haben. Nicht geklärt werden konnte, ob beim Menschen ebenfalls Endotoxine im Abstand von 24 Std in die Blutbahn gestreut werden — ein schwer vorstellbarer Mechanismus, der eine Übertragbarkeit des Tiermodelles auf den Menschen fraglich machte.

Unser Arbeitskreis hat kürzlich gezeigt, daß die pathologischen Äquivalente des Shwartzman-Phänomens wie Fibrinniederschläge, Nebennierennekrosen, hämorrhagische Diathese und Schock durch kontinuierliche Infusion von Endotoxinen beim Kaninchen (BELLER und GRAEFF, 1967) und bei der Ratte hervorgerufen werden können (Tabelle 3). Damit ist ein Tierexperiment geschaffen, das die

Tabelle 3. *Endotoxinreaktionen beim Kaninchen (vereinfacht)*

Infektions- form	Lethale Dosis i.v.	Zwei sublethale Dosen i.v. im Ab- stand von 24 Std	Eine kontinuier- liche Infusion
Resultat	Irreversibler Schock	Generalisierte intra- vasale Gerinnung	Generalisierte intra- vasale Gerinnung
Autoren	FINE (1962) BELLER et al. (1963)	SANARELLI (1923) ZADROWSKI et al. (1924) SHWARTZMAN (1928)	BELLER und GRAEFF (1967)

Zusammenhänge, speziell im Hinblick auf die bereits erwähnte kontinuierliche Endotoxinabsorption vom Uterus beim Menschen besser zu erklären in der Lage ist als das sog. Shwartzman-Phänomen. Sowohl SANARELLI als auch SHWARTZMAN haben ihren Prioritätsstreit im wesentlichen auf die Latenzphase bezogen (Lit. s. SELYE, 1966), und sie waren darüber hinaus nicht einmal die ersten, die dieses Experiment durchführten (s. KRECKE, 1963). Wir ziehen es daher vor, Namensbezeichnungen zu vermeiden und von dem Syndrom der „Disseminierten Intravasalen Gerinnung (McKAY, 1966)" zu sprechen, anstatt von Shwarztman-Äquivalenten. Dies scheint auch deshalb gerechtfertigt, weil sich glomeruläre Fibrinniederschläge durch eine ganze Reihe von methodischen Abwandlungen erzielen lassen, die mit dem SSP wenig anderes gemein haben, als das pathologische Substrat.

Die Beobachtung, daß das Kaninchen in der Lage ist, diese Fibrinniederschläge wieder aufzulösen, war für uns von besonderem Interesse (Tabelle 4). Es ist wahrscheinlich, daß diese Gegenregulation durch eine lokale Thrombolyse bedingt ist. Die Capillarverstopfung und dadurch hervorgerufene Ischämie verursacht eine Freisetzung

von Aktivator des fibrinolytischen Fermentsystems (KWAAN et al.,
1958; ASTRUP, 1960 u. a.). Ob dabei eine Cytokinase aus zerfallenden
Lysosomen (LACK, 1964) eine Rolle spielt, ist noch Gegenstand der
Forschung.

Diese experimentellen Befunde stimmen sehr gut mit der Beobachtung von GRAEFF et al. (1967) überein, die thrombolytische Vorgänge am histologischen Präparat beim Menschen beschrieben haben.

Damit wird erklärlich, warum im Autopsiematerial Fibrinniederschläge nur in einem kleineren Teil des Materials gefunden werden,
obwohl die Patienten im klassischen endotoxischen Schock starben.

Tabelle 4. *Thrombolyse von glomerulären Fibrinniederschlägen nach Endotoxininfusionen*

Zahl der positiven Nieren nach 8—10 Std-Infusion		Zahl der positiven Nieren 34 Std nach Beendigung der Infusion	
positiv 21	negativ 2	positiv 2[a]	negativ 4
Zahl der Glomerula mit Fibrinniederschlägen in Prozent			
Nach Beendigung der Infusion *linke* Niere		36 Std nach Beendigung der Infusion *rechte* Niere	
Tier 1 80% (Rindennekrose)		5%	
Tier 2 70% (Rindennekrose)		40%	
Tier 3 15%		0%	

[a] Nierenrindennekrose.

Die glomerulären Fibrinniederschläge sind durch eine Aktivierung
des Gerinnungssystems bedingt; es ist aber noch weitgehend unklar,
wie diese Aktivierung zustande kommt. ROVELL (1955) nahm an, daß
die lokale Acidose Substanzen mit Gewebsthrombokinase aktiviert
freisetzt — eine Vorstellung, die kürzlich von HARDAWAY (1965) auf-
gegriffen wurde, während McKAY mehr an einen Plättchenzerfall und
dadurch freiwerdende Lipoproteine (Plättchenfaktor 3) denkt. Es ist
jedoch keine Frage mehr, daß injizierte Endotoxine im Tierversuch
zu einem massiven Abfall der Plättchen und Gerinnungsfaktoren
führen, wie am Modell des SSP gezeigt wurde (McKAY et al., 1958;
KLEINMEYER et al., 1959, und KRECKE, 1963). Durch die zweimalige,
sich in ihren Effekten überlappenden Injektionen war die Deutung
allerdings schwer. Die Resultate nach kontinuierlicher Endotoxininfusion haben ergeben, daß die Thrombocyten fast linear abfallen.
Ebenso sinkt der Fibrinogenspiegel und bestätigt damit frühere

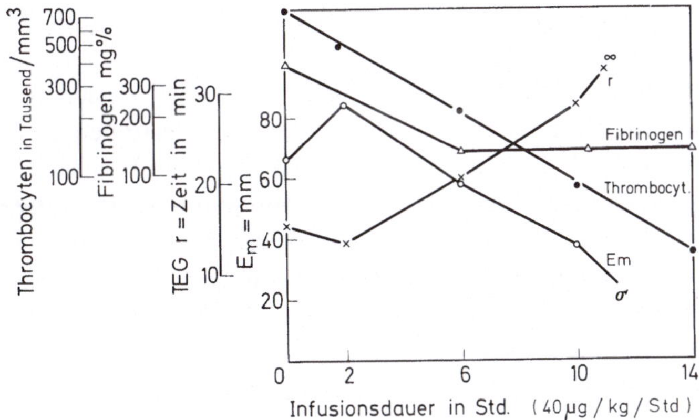

Abb. 3. Gerinnungswerte eines Kaninchens unter der Endotoxininfusion

Tabelle 5. *Gerinnungsanalyse einer 23jährigen Patientin 3 Tage nach überstandenem Schock mit Nierenversagen*

	Thrombo-cyten	Fibrino-gen	Fak-tor II	Fak-tor V	Fak-tor VIII	Plasminogen	Plasmin-Inh.
Pat.	100 000 mm	500 mg-%	50 %	80 %	50 %	6000 Chr.-E.	125 Chr.-E.
Norm	200 bis 400 000 mm	300 mg-%	100 %	100 %	100 %	> 6000 Chr.-E.	> 130 Chr.-E.

Untersuchungen von KLYMAN and McKAY (1959) (Abb. 3). Es ist dabei von Interesse, daß das Fibrinogen nach überstandenem Schock sehr schnell nachgebildet wird, während eine Thrombopenie infolge der längeren Bildungszeit der Plättchen noch für Tage beobachtet werden kann. Tabelle 5 zeigt die Reaktion einer Patientin am 3. Tag nach überstandenem Schock mit Zusammenbruch der Nierenfunktion. Der Fibrinogenspiegel ist bereits überschießend, während die Thrombocytenzahl noch unternormal ist. Die Thrombocyten werden irreversibel geschädigt, und es dauert mehrere Tage, bis normale Werte erreicht werden. Fibrinogen dagegen kann innerhalb weniger Stunden nachgebildet werden. Neben Fibrinogen nehmen auch die meisten Gerinnungsfaktoren ab, auch solche, die bei der Gerinnung nicht verbraucht werden, wie z.B. Faktor VII. Die Gründe hierfür sind noch nicht geklärt.

Der Verbrauch von Gerinnungsfaktoren wurde von SCHNEIDER (1948) als Defibrinierungssyndrom und später von ROVELL (1955) als Verbrauch (Consumption), in Zusammenhang mit dem Schockbild, beschrieben. Lasch (1958) prägte im deutschen Schrifttum den Ausdruck „Verbrauchscoagulopathie".

Neuere Befunde lassen einen Zusammenhang zwischen intravasale Gerinnung und gewissen der Lungenveränderungen erkennen. Die Fibrinpolymerisation kommt bekanntlich dadurch zustande, daß zwei niedermolekulare Peptide von Fibrinogenmolekülen abgespalten werden, die dann End-zu-End aggregieren. Bayley und Clement (1967) haben gezeigt, daß bei Infusion von gereinigtem Polypeptid B in die pulmonäre Zirkulation der arterielle Druck um 20—25% ansteigt.

Im Blut findet sich, abhängig vom Stadium des Endotoxinschocks, im Beginn eine Leukopenie, die später einem Leukocytenanstieg weicht. Die in schweren Fällen zu beobachtende Hämolyse scheint im experimentellen Modell zeitlich mit dem Einsetzen der Fibrinniederschläge zusammenzufallen (Braian et al., 1967; Greaff und Beller, 1967).

Diagnose

Praktisch ist jeder fieberhafte Abort verdächtig, besonders wenn der Blutverlust gering war und der Blutdruck abfällt. Die Blutdruckmessung und die Kontrolle der Urinausscheidung alle 30 min ist im Augenblick die einzige Methode, den septischen Schock frühzeitig zu erfassen. Die fehlende Reaktion auf eine Bluttransfusion ist ein klassisches Symptom. Es sind Hinweise dafür vorhanden, daß die Thrombocytenzahlen einen verläßlichen differentialdiagnostischen Hinweis geben. Subnormale Werte oder gar ein Abfall der Plättchen bei weiteren Kontrollen werden bei der Endotoxämie gefunden, nicht aber bei der Chlostridiuminfektion im Anfangsstadium und nicht bei Infektionen mit Staphylokokken, Streptokokken oder anderen gramnegativen Keimen.

Alle anderen diagnostischen Untersuchungen, die beweisend sind, wie z.B. Blutkulturen, kommen zu spät. Wir führen Abstriche von der Portio durch, die sofort nach Gram gefärbt werden. Doch ist dies nicht mehr als ein Hinweiszeichen.

Wir haben vor einigen Jahren eine biologische Methode zum Nachweis der Endotoxinämie entwickelt (Beller et al., 1963; Douglas et al., 1963). Sie hat sich in über 80 Fällen als brauchbar erwiesen. Wir haben vor allem kein falsch positives Resultat gefunden. Dies wurde kürzlich auch von Clark und Kavanaugh (1967) bestätigt. Die Basis ist das sog. accelerierte Shwartzman-Phänomen (Zweifach et al., 1957). Wenn Endotoxine beim Kaninchen intravenös injiziert werden, und gleichzeitig Adrenalin in die Bauchhaut, entwickelt sich eine hämorrhagische Nekrose. Die intravenöse Injektion wird durch eine Injektion von Heparinplasmen des Patienten ersetzt. Die Methode hat den Nachteil, daß wir sie, trotz vieler Mühe, nicht quantitativ gestalten konnten. Der Test ist frühestens nach 4 Std, bei geringeren Mengen an zirkulierendem Endotoxin jedoch erst nach 12—24 Std positiv. Es ist jedoch eine Methode, die, zumindest retrospektiv, eine sichere Diagnose und wissenschaftliche Einordnung erlaubt. Bei einigen Fällen fanden wir bei sicherer Sepsis einen positiven Test, als die Patienten noch nicht hypoton waren, und glauben, sie durch rechtzeitige Behandlung vor der Entwicklung des Schocks bewahrt zu haben.

Aus diesen Ausführungen geht hervor, daß es eine sichere Methode noch nicht gibt, um diejenigen Patienten mit fieberhaftem Abort herauszufinden, die in den septischen Schock übergehen. Jeder fieberhafte Abort muß daher potentiell als verdächtig gelten.

Klinik und Pathophysiologie

Drei Besonderheiten gestalten den Verlauf unterschiedlich zu Kranken anderer Fachgebiete: 1. Die Infektion betrifft junge, vorher gesunde Frauen. 2. Die Patienten sind schwanger. 3. Die Infektion ist in einem Organ lokalisiert, das der chirurgischen Behandlung zugänglich ist. Die Infektion im Uterus ist häufig auf subendotheliale Abscesse beschränkt, die einer Curettage nicht zugänglich sind.

Aus den experimentellen Erörterungen geht hervor, daß es sich um ein dynamisches Geschehen handelt. Der klinische Befund hängt davon ab, in welchem Stadium die Kranke zuerst gesehen wird.

Gewöhnlich werden die Patienten mit einem fieberhaften Abort aufgenommen. Nach WEIL und SPINK (1961) geht das Fieber dem Schock voraus, in 23% aber trat beides zusammen auf. Dann beginnt der Blutdruck langsam, sehr selten abrupt, abzusinken. Der Blutdruckabfall ist das Initialsystem des absinkenden Minutenvolumens, infolge einer Verminderung des venösen Rückstromes. In diesem Stadium befinden sich die Patienten noch in einem Zustand, den GRANT und REESE (1951) als warme Hypotension beschrieben haben. Die Patienten sind nur an den Acren kalt, während die Haut des Stammes noch warm ist. Das Sensorium ist klar, der Puls normal oder leicht erhöht, die Atmung regelmäßig. Die weitere Entwicklung geht aus einer Tabelle von DOUGLAS und BECKMAN (1966) hervor (Tabelle 6).

Der Abfall der Nierenfunktion kündigt den sog. „kalten Schock"
an (HALL und GOLD, 1955). Es entwickelt sich eine Sauerstoffminder-
versorgung verschiedener Gewebeabschnitte und damit eine metabolische Acidose, die schließlich zum Gewebetot führt.

Die Folge der metabolischen Acidose ist ein Lactatanstieg. Dies
hat einen doppelten negativen Effekt. Milchsäure entsteht aus Pyruvat,
der chemischen Ausgangssubstanz für den Citronensäurecyclus. Durch

Tabelle 6. *Von* DOUGLAS *und* BEKMAN (mit Erlaubnis)

Blutdruck bei der Aufnahme	Zahl der Fälle		
Normal	35		
Unter 100/60	15		
Unter 80/50	3		

Zeit von der Aufnahme bis zum Einsetzen der Hypertension	Zahl der Fälle mit Schock		
2 Std oder weniger	8	4	3[a]
2—4 Std	7	3	1[a]
4—8 Std	6	1	1[a]
8—12 Std	6		
12—24 Std	4	1	
Kein Zusammenhang zur Aufnahme	19	4	2[a]

[a] Tödliche Fälle.

die oxydative Phosphorylierung entstehen bekanntlich 90% der Ener-
gie, und nur 10% werden durch Glycolyse gebildet. Ein Lactatanstieg
hat daher zur Folge, daß H-Ionen frei werden; gleichzeitig besteht ein
Energieverlust, da Pyruvat nicht im Krebscyclus metabolisiert wird
(MOORE, 1967) (Abb. 4). Der aerobe Metabolismus schlägt in die an-
aerobische Glykolyse um, mit schneller Akkumulation von Milchsäure. Ein Lactatanstieg von über 20 mE/l ist ein signum mali ominis.

Die Patienten werden peripher kalt (periphere Vasoconstriction
als physiologischer Schockreflex, summiert durch Endotoxine) und
feucht. Es entwickelt sich eine Bradykardie, der Puls ist dünn, die
Atmung schnell und oberflächlich. Der Organismus versucht zunächst
die Durchblutung des Gehirns aufrecht zu erhalten. Dies geschieht
im wesentlichen durch chemische Faktoren, wie CO_2- und O_2-Span-
nung. Die Verminderung der CO_2-Spannung verursacht Vasocon-

striction der cerebralen Gefäße und führt zu einer weiteren Verminderung der cerebralen Versorgung. Das Sensorium trübt sich und die Patienten sind nicht mehr ansprechbar. Gleichzeitig stellt die Niere ihre Funktion ein, nachdem in den letzten Portionen die Osmolarität immer geringer geworden ist. Für das weitere Schicksal ist es entscheidend, ob die Kranke nur einen Tubulusschaden, einen nephrotoxischen Schaden durch Chlostridium oder bereits eine Nierenrindennekrose entwickelt hat. Der Tod tritt in 36—48 Std ein, wenn das Herzminutenvolumen so niedrig ist, daß es sich mit dem Leben nicht mehr vereinbaren läßt.

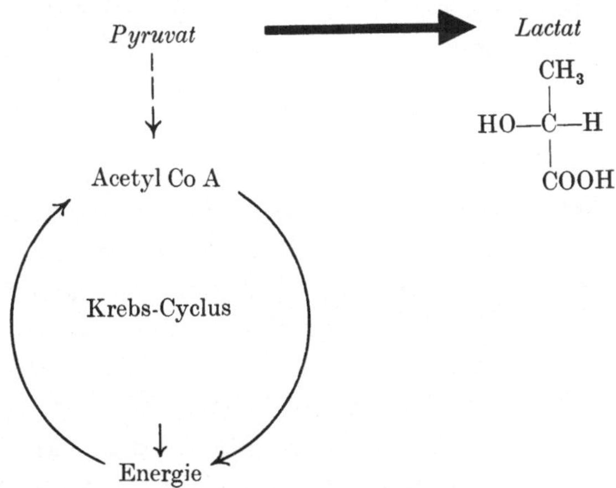

Abb. 4. Lactatbildung (schematisch)

Das Gerinnungssystem ist immer betroffen (Abb. 2). Es findet sich fast immer eine Thrombopenie, aber eine ausgeprägte hämorrhagische Diathese, wie von PFAU und LASCH (1959) beschrieben, ist ungewöhnlich selten. Wir haben nur in einem einzigen Fall hämostatische Maßnahmen durchführen müssen.

Neben dem Abfall des Blut-pH und der CO_2-Spannung entstehen im späteren Verlauf Elektrolytverschiebungen. Die Natriumverminderung verursacht eine weitere Verminderung des Plasma- und inaktiven Blutvolumens. Kaliumanstieg schließlich begünstigt den Zusammenbruch der Herzfunktion, begünstigt durch einen Lactatanstieg im Myokard. Die Herzdekompensation führt zu einer weiteren Verminderung des O_2-Transportes, der wiederum den Sauerstoffbedarf des Herzmuskels herabsetzt und den weiteren Kreislaufzusammenbruch begünstigt. Dies führt schließlich im Sinne eines Circulus vitiosus zum Ende.

Die Kranken entwickeln eine Hypoglykämie, da die Glykonolgenese in der Leber abnimmt und Glucose in der Peripherie verbraucht wird.

In einem späteren Stadium des Schocks erfolgt eine Vasodilatation, dem Kliniker geläufig als „Blutversacken", die nach kurzer Zeit irreparabel wird (Low resistence shock). Es ist im Schrifttum viel diskutiert worden, in welchem Kreislaufabschnitt im endotoxischen Schock Blut angeschopt wird. Hinweise sind dafür vorhanden, daß sich dieser Effekt generell in der Mikrozirkulation abspielt. Zweifellos jedoch sind die Patienten überempfindlich gegen geringste Volumenschwankungen. Dies ist für die Therapie von großer Bedeutung. Dementsprechend findet sich nicht selten ein erniedrigter zentraler Venendruck.

Das Stadium des irreversiblen Schocks ist klinisch nicht abzuschätzen und nicht einmal experimentell geklärt. Im Grunde ist es eine post mortem Diagnose, die besagt, daß die Patientin trotz ausreichender Therapie gestorben ist. Wir verwenden den Begriff daher am Krankenbett nicht. Die Patienten können aus dem Stadium des warmen Schocks überraschend schnell in das des kalten Schocks übergehen. Auf der anderen Seite haben wir Patienten erlebt, die aus dem Stadium des kalten Schocks überlebt haben.

Der gynäkologische Tastbefund ergibt einen druckschmerzhaften Uterus, der gewöhnlich etwas größer ist, als es der Schwangerschaftsdauer entspricht. Überraschend häufig ist der Cervicalkanal geschlossen, ein weiterer Hinweis darauf, daß Endotoxine keine direkt oxytoxische Aktivität aufweisen, wie dies ursprünglich von Kass (1964) angenommen wurde. Das wurde von Kroneberg und Sandritter (1954) schon vor vielen Jahren gezeigt und deckt sich mit eigenen experimentellen Untersuchungen. Zirkulierende Endotoxine führen jedoch zum Fruchttod, und zwar in einem relativ frühen Stadium.

Selbst wenn die Patientin das akute Schockstadium übersteht, ist die Gefahr nicht vorüber. Es mehren sich die Fälle von Kranken, die noch vor wenigen Jahren im Schock zugrundegegangen wären. Damit ist ein neues Krankheitsbild entstanden. 6—8 Tage nach überstandenem Schock entwickeln die Patienten ein pulmonales Syndrom, dessen Pathogenese im Augenblick weitgehend ungeklärt ist. Bei der Autopsie findet sich eine besondere Form des interstitiellen pulmonalen Ödems.

Da, wie betont, die Chlostridium-Infektion vielfach in den septischen Schock mit eingeschlossen wird, ein paar Hinweise zum klinischen Bild. Es ist noch nicht geklärt, ob das α-Toxin des Chlostridium zirkuliert oder die Ablagerung im Muskel die besonderen toxischen Symptome hervorruft (s. ALTENMEYER, 1961). Die Patientin mit fortgeschrittener Gasgangrän-Infektion entwickelt Schockzeichen. Der Puls ist irregulär, dünn und schlecht gefüllt. Der Blutdruck liegt um 80/40, die Patientin ist peripher kalt, und die peripheren Venen sind nicht gefüllt. Ganz generell machen die Patienten einen noch kränkeren Eindruck als im Endotoxinschock, wenn sich überhaupt noch solche graduellen Schweregrade ausdrücken lassen. Die Urinausscheidung nimmt sehr früh ab, und die Patienten bleiben für Tage anurisch, auch wenn sie den akuten Schock überstanden haben. Die Nierenveränderungen sind teilweise rückbildungsfähig, jedoch benötigen die Patienten ausnahmslos die extrakorporale Dialyse. Zum Unterschied vom Endotoxinschock treten Gerinnungsstörungen nur unspezifisch als Folge des Schocks auf, und glomeruläre Fibrin-Niederschläge sind extrem selten. Die Gerinnungsuntersuchungen ergeben normale Werte; vor allem sind die Plättchenzahlen nicht erniedrigt. Die Kranken können jedoch Blutungen, vorwiegend an der Mundschleimhaut, entwickeln, die durch eine erhöhte Gefäßpermeabilität verursacht sind. Der Tod tritt nach 24—36 Std ein und erfolgt nicht selten in tabula während der Operation, was beim Endotoxinschock ungewöhnlich ist.

Therapie

Wir glauben, Hinweise dafür zu haben, daß der Endotoxinschock, wie im Grunde alle Schockformen, im pharmakologischen Sinne als Dosis-Zeit-Wirkungsgesetz gedeutet werden kann. Für jede Schockform steht eine gewisse Zeit zur Verfügung, in der der Schock behandelt werden kann. Das ist von FINE eindrücklich am Beispiel des hämorrhagischen Schocks gezeigt worden. Für den hypovolämischen Schock ist dabei die Zeit relativ lang und beträgt beim Menschen vermutlich mehr als 24 Std. Beim Endotoxinschock steht sehr viel weniger Zeit zur Verfügung, in der eine Behandlung erfolgversprechend ist — vermutlich weniger als 10 Std. Das Leben der Patientin ist daher von der frühzeitigen und richtigen Entscheidung, hinsichtlich der therapeutischen Maßnahme, abhängig.

Die Sofortmaßnahmen sind folgende:

1. Intravenöser Katheter (Angio-Cat), eventuell venae sectio.

2. Blutkonserven sollen gekreuzt werden.

3. Legen eines intranasalen Katheters, besser endotrachealen Katheters.

4. Legen eines Blasenkatheters und Urinvolumenbestimmung stündlich.

5. Bestimmung von Hämoglobin, Hämatokrit und wenn möglich Blutvolumen.

6. Thrombocytenzählung, Blutungs- und Gerinnungszeitbestimmung.

7. Zentrale Venendruckbestimmung.

8. Abnahme von Blutkulturen und Blut für den Endotämietest.

9. Gram-Färbung von Cervixabstrichen.

10. Kontinuierliche Bestimmung von Puls, Atmung und Blutdruck.

Im Beginn steht das Grundprinzip, die Infektionsquelle so schnell als möglich zu beseitigen. Nach Einleitung einer Antibiotica-Therapie räumen wir den Abort aus, auch bei geschlossenem Cervicalkanal. In unserem Material war dies bei 27 von 50 Fällen ausreichend. In 6 Fällen mußte später der Uterus exstirpiert werden, und in 13 Fällen wurde die Hysterektomie elektiv durchgeführt. Das heißt, in beinahe der Hälfte der Fälle verlor die Patientin den Uterus. Dies wird verständlich, wenn man häufiger solche Operationspräparate sieht. Oft ist das Ausmaß an Gewebszerfall so ausgeprägt, daß die Curette den Infektionsherd nicht zu beseitigen vermag, oder die Abscesse liegen subendothelial und sind der Curette nicht zugänglich. Die Wirkung der Hysterektomie ist oft dramatisch, und mitunter kommt während der Operation die Urinausscheidung in Gang. Das Operationsrisiko ist auffällig gering, was vermutlich unter anderem darauf zurückzuführen ist, daß die Patienten nur eine leichte Anaesthesie benötigen. Wir sehen eine längere Anurie, selbst nachdem die Patientin den Schock überstanden hat, als Indikation für die Hysterektomie an. Dies scheint manchem eine überaktive Therapie. Es besteht aber praktisch Einigkeit unter denjenigen Gynäkologen, die viele solcher Frauen sehen, daß die frühzeitige operative Therapie eine der wenigen Maßnahmen ist, die Erfolg verspricht. Es soll jedoch nicht verschwiegen werden, daß wir in einigen Fällen eine, wie sich später herausstellte, unnötige Hysterektomie durchgeführt haben, was im Hinblick auf die ungenügenden diagnostischen Verfahren verständlich wird. Wir glauben, daß wir in der hochdosierten Steroidtherapie ein Verfahren haben, um Zeit zu gewinnen (s. im folgenden). Der Zeitpunkt für die Hysterektomie ist von der Erfahrung abhängig. Eine ununterbrochene Beobachtung der Patientin gibt den besten Anhalt. „One has literally to live with these patients" (Reid, 1966).

Die Schwierigkeit, hinsichtlich der Therapie, besteht darin, daß im Grunde kein experimentelles Tiermodell uneingeschränkt auf den Menschen übertragbar ist. Außerdem läßt die hohe Sterblichkeit, bei relativ kleinem Patientenmaterial, kontrollierte Doppelt-Blindversuchsreihen aus ethischen Gründen nicht zu. Es ist daher keine therapeutische Maßnahme unwidersprochen geblieben.

Antibiotica. Meines Wissens hat kein Autor bisher auf Antibiotica verzichtet. Das gilt auch für unseren Behandlungsplan, ausgehend von den Grundsätzen der Behandlung der Septicämie. Wir geben gleichzeitig zwei Antibiotica: Chloramphenicol und Penicillin. Ob der Grundsatz „je mehr, je besser" wirklich weise ist, erscheint zumindest fraglich. Die lokale Infektion läßt sich kaum beeinflussen, und die Vernichtung gramnegativer Keime in der Zirkulation kann nur quantitativ zu weiterer Endotoxinzunahme führen. Es ist sicher richtig, nur bakteriostatische Antibiotica zur Anwendung zu bringen.

Volumenersatz. Bei normalem Zentralvenendruck führen wir Flüssigkeit zu: $^1/_3$ Blut, $^1/_3$ Plasma und $^1/_3$ physiologische $NaCl_2$-Lösung. (Letztere zur Viscositätsverminderung.) Es ist dabei zu beachten, daß die Faustregel für die Behandlung des hämorrhagischen Schocks „Blutersatz bis zum Erreichen von zentralen Venendruckwerten über 4 cm/H_2O und weiterhin anhaltend, bis die Nieren ausscheiden" keine Gültigkeit hat, da die Nieren geschädigt sind. Wie schon betont, ist die Kranke im endotoxischen Schock überempfindlich gegen eine Hypovolämie. Es wird mehr und mehr anerkannt, daß auch das verlorene extracelluläre Volumen ersetzt werden muß (SHIVES, 1955). Ein normaler Venendruck über 4 cm/H_2O schließt eine Hypovolämie nicht aus. Auf der anderen Seite ist, wie ebenfalls betont, die Herzfunktion relativ stabil. Wir haben gelernt, eine Überladung (Lungenödem) weniger zu fürchten, als eine Hypovolämie, da erstere therapeutisch schnell zu beherrschen ist. Dem liegt auch die Beobachtung zugrunde, daß zwei oder mehr Schockmechanismen, in diesem Fall mangelndes Volumen und Endotoxineffekte, die prognostischen Aussichten erheblich vermindern.

Elektrolyt- und Acidosebehandlung. Elektrolytstörungen müssen korrigiert werden, ebenso wie eine eventuell vorhandene Acidose. Es sei jedoch daran erinnert, daß die Acidose nur ein Symptom der Gewebshypoxie ist. Neuerdings scheint es möglich zu sein, durch die Anwendung von Tris-Puffer die interstitielle Acidose zu beseitigen. Tris-Puffer wird als eine 0,3 M-Lösung (36 g in 1000 ml Aqua dest.) über 3—4 Std infundiert. Diese Therapie erfordert jedoch eine kontinuierliche Messung von arteriellem und venösem pH und der CO_2-Spannung. Die folgende Formel hat sich bewährt: 0,3 × Körpergewicht × mEq Verlust an Bicarbonaten; ergibt die notwendige Menge an Tris-Puffer in mEq. Die Lösung wirkt diuretisch, enthält kein Natrium und ist zu 30,5% ionisierbar. Die Anwendung ohne Kontrolle ist jedoch nicht ungefährlich. Tris-Puffer kann die Atmung beeinflussen und zur Hypokalämie führen, sowie eine Hypoglykämie verursachen (Zimmermann, 1966; Byrne, 1967). Na-Bicarbonat kann infundiert werden nach der Formel: 0,3 × Körpergewicht × mEq. Bicarbonat-Verlust ergibt die notwendige Menge an Na-Bicarbonat im mEq. Dies ist auch ohne Laboratoriumsüberwachung durchführbar.

Corticosteroide. Wir haben vor $1^1/_2$ Jahren die Behandlung mit hohen Dosen von Corticosteroiden entsprechend einer Empfehlung von Lillehei et al. (1964) eingeführt. Dabei werden nicht die Hormone der Nebennierenrinde substituiert, sondern die pharmakologische Wirkung der Corticosteroide ausgenutzt, die eine noch ungeklärte Wirkung auf das Mikrozirkulationssystem haben. Extrem hohe Dosen sind notwendig: 750—1000 mg Hydrocortison als Injektion(!) alle 4 Std. Soweit wir die Literatur übersehen, setzt sich diese Therapieform allgemein durch. Die Diskussionen im Hinblick auf positive oder negative Wirkungen kleiner Hydrocortisondosen dürfte damit zur Ruhe kommen. Wir sehen den entscheidenden Vorteil in einem Zeitgewinn von 12—24 Std, der, wie wir glauben, manche Uterusentfernung erspart hat. Patienten, die auf 1 g Hydrocortison oder entsprechende Prednison-Äquivalente nicht wenigstens mit einem, wenn auch kurzfristigem Anstieg der Pulsfrequenz und/oder des Blutdruckes und/oder der Urinausscheidung reagieren, haben eine schlechte Prognose und werden sofort operiert.

Vasodilatatoren. Phenoxybenzamin (Dibenzyline) wirkt peripher gefäßerweiternd, hat Antihistamin und Antiserotonin-Eigenschaften, und die Anwendung scheint daher vom theoretischen Standpunkt aus gerechtfertigt. Jedoch hat die Substanz eine kurze Wirkung. Im Tierversuch hat sich gezeigt, daß es im Anfangsstadium gegeben, die Überlebensrate erhöht. Klinisch hat es sich wenig bewährt und mag im Anfangsstadium des Schocks gegeben werden. Wir haben es im letzten Jahr nicht mehr verwandt. Isoproterenol (Isuprel) ist ein β-adrenergischer Stimulator mit folgenden Wirkungen: Die Nierengefäße und die peripheren Gefäße werden erweitert; es besteht eine inotrope und chronotrope Wirkung auf das Herz. Isoporoterenol wird zunehmend, zum Teil mit dramatischem Erfolg angewandt, wenn das

Schockstadium noch nicht zu weit fortgeschritten ist (KARDES, 1966). Der Wert ist zweifelhaft in späteren Stadien, wenn das Herz in Mitleidenschaft gezogen ist. Die Steuerung der Infusion ist wegen der starken Wirkung schwierig.

Vasopressoren. Über den Nutzen dieser Substanzen ist viel diskutiert worden. Verschiedene Vasopressoren sind im Handel, solche mit chronotropher Wirkung auf das Herz wie Mephentermin, solche mit peripherer Vasoconstrictoren-Wirkung, wie Phenylephrin (Neo-Synephine), Methoxamin (Vasoxyl) und Angiotensin (Hypertensin) und andere mit kombiniertem Effekt, wie Norepinephrin (Levophed), Metaraminol (Aramin) und Adrenalin. Es sei daran erinnert, daß Endotoxine vasoconstrictorisch wirken und Katecholamine im Schockstadium erhöht sind. Es hat sich denn auch gezeigt, daß weder das Minutenvolumen noch die Urin-Sauerstoffspannung erhöht werden kann. Die Blutdruckerhöhung gibt damit ein trügerisches Gefühl der Sicherheit. Wir halten daher Vasopressoren ebenso wie UDHOJI und SPINK (1964) für kontraindiziert, zumal sich im Tierexperiment zeigen läßt, daß sich die LD_{50} von Endotoxin herabsetzen läßt, wenn gleichzeitig Vasopressoren gegeben werden.

Diuretica. Osmodiuretica (Osmofundin, Mannit, Mannitol) bewirken eine osmotische Diurese, bringen extracelluläre Flüssigkeit in den Kreislauf zurück und vermindern die arterielle Viscosität im arteriellen Schenkel der Niere. Die partielle Sauerstoffspannung des Urins, im Schock erniedrigt, wird durch Osmodiuretica erhöht (HUSTUIK et al., 1960). Wenn die Niere bereits geschädigt ist, bewirken auch Osmodiuretica keine Urinausscheidung. Wir verwenden diese Substanzen als Nierentest, aber erst dann, wenn die Patienten mit Sicherheit hinsichtlich des Volumens und der Hydratation ausgeglichen sind. 100 cm einer 10%-Lösung werden über eine Zeit von 20—30 min infundiert.

Anticoagulatien. Über die Wirkung von Heparin ist ebenfalls viel diskutiert worden. Heparin verhindert die Gerinnung, hat aber wenig Einfluß auf die Thrombolyse. Die Anwendung wurde von CROWELL (1954) und anderen empfohlen und PFAU und LASCH (1959) haben zwei Patientinnen mit endotoxischem Schock und hämorrhagischer Diathese behandelt. In eigenen Tierversuchen hat sich ergeben, daß Fibrinniederschläge in der Niere schon vor Einsetzen des Blutdruckabfalles vorhanden sein können. Es scheint daher die Anwendung im Schock bereits zu spät. Untersuchungen sind im Gange, um diese Frage zu klären. Die von KUHN und GRAEFF (1967) vorgeschlagene prophylaktische Anwendung bei septischen Aborten mit Temperaturen über 39—40° C und/oder Schüttelfrösten scheint logisch und wird von uns eingeführt werden.

Aktivatoren des fibrinolytischen Fermentsystems. LASCH hat kürzlich darauf hingewiesen, daß Streptokinaseinfusionen bei Schockzuständen verschiedener Ätiologie bei etwa $^1/_5$ der Fälle wirkungsvoll waren. Im Hinblick auf die vorgelegten Befunde einer physiologischen reaktiven Thrombolyse in der Niere, die physiologischerweise Fibrinniederschläge beseitigt, scheint die Unterstützung dieses Mechanismus sinnvoll. BELLER et al. (1967) haben gezeigt, daß durch Streptokinaseinjektionen Fibrinniederschläge aufgelöst werden können. Man wird jedoch weitere Ergebnisse abwarten müssen. Wir haben im Augenblick gewisse Bedenken, daß Fibrinolyseaktivatoren die hämorrhagische Tendenz durch eine fibrinogenolytische Degredation von Fibrinogenmolekülen verstärken kann. Wenn im Sinne der Hypothese von SHERRY (1962) Aktivator in Fibrin diffundiert und durch die Aktivierung des im Gerinnsel enthaltenen Plasminogens dieses auflöst, kann dasselbe auch von Thromben an operativen Wundflächen angenommen werden. Dies würde entweder eine Operation verhindern oder aber die Therapie könnte nach einer Hystorektomie nicht mehr angewandt werden.

Hypothermie. Eine Reihe theoretischer Gründe spricht für die Anwendung; insbesondere der verminderte Gewebebedarf an Sauerstoff. Jedoch bewirkt die Hypothermie auch eine Herabsetzung des Minutenvolumens und schiebt die Sauerstoffsättigungskurve nach links. Diese ungewünschten Nebenwirkungen haben wohl eine breitere Anwendung verhindert. Wir benutzen die Hypothermie nicht.

Hyperbarer Sauerstoff. Die einzige Information, stammt meines Wissens von KAVANAGH und SMITH (1966), die schwangere Meerschweinchen im Endotoxinschock der hyperbaren Kammer ausgesetzt haben und keine Erhöhung der Überlebensrate gegenüber den Kontrollen fanden.

Protease-Inhibitoren. Fibrinogenolytische Prozesse sind beim Endotoxinschock sehr selten, wir haben eine solche Komplikation noch nicht gesehen. MCKAY erklärte vor einiger Zeit die Endotoxineffekte als klassisch für eine intravasale Gerinnung ohne reaktive Fibrinolyse. Diese Vorstellung läßt sich sicher nicht aufrecht erhalten, da lokale thrombolytische Prozesse nachweisbar sind. Diese sollten aber, zur Vermeidung einer Nierenrindennekrose, gefördert und nicht gehemmt werden. Im Tierversuch lassen sich glomeruläre Fibrinniederschläge durch ε-Aminocapronsäure (EACS) zusammen mit Thrombininfusionen (LEE, 1964; GANS, 1966) und ganz generell durch Protease-Inhibitoren verschiedenster Art (EACS, Trasylol, Soja-Bohnen, Trypsin-Inhibitor, Ovomucoid u. a.) zusammen mit Thrombininfusionen erzeugen (BELLER et al., 1967). Diese Fibrinniederschläge bleiben so lange bestehen, bis die Inhibitoren im Gewebe metabolisiert sind. Für die EACS besteht keine Indikation und wir sehen sie sogar als kontraindiziert im Schock an. Im Hinblick auf Trasylol ist die Frage noch nicht geklärt, ob diese Substanz nützlich ist. Trasylol hat ein wesentlich breiteres Wirkungsspektrum als EACS. Es inaktiviert Kallikrein (s. TRAUTSCHOLD et al., 1966), was für die Zunahme von vasoaktiven Polypeptiden von Bedeutung sein kann. In bestimmten Tierexperimenten läßt sich eine Zunahme der Überlebensrate nachweisen (MEYER, 1966; BACK et al., 1966). Die starke Fibrinolysehemmung, welche die von EACS übertrifft (MAKI und BELLER, 1966) scheint in diesem Zusammenhang bedenklich. Die im Tierversuch nachweisbare gerinnungshemmende Wirkung hoher Dosen von Trasylol (AMRIS, 1964, 1966; STEICHELE und HERRSCHLEIN, 1967) ist beim Menschen noch nicht bewiesen worden (GORMSEN, 1967), und die Thrombocyten fallen trotz Trasylol ab (DUBBER et al., 1965). Es bleiben daher weitere experimentelle Befunde abzuwarten, ehe sich ein Urteil darüber fällen läßt, ob die kinininhibierende Wirkung in therapeutischer Hinsicht so wichtig ist, daß die, in diesem Falle nicht erwünschte, Fibrinolysehemmung vernachlässigt werden kann. Es kann sein, daß auch in diesem Zusammenhang die verschiedenen Phasen des Schocks von Bedeutung sind. Wir befürworten jedoch im Augenblick, Protease-Inhibitoren, wenn nicht anders möglich, nur zusammen mit Heparin zu verabreichen.

Amnionitis. Die Amnionitis bedarf aus verschiedenen Gründen einer besonderen Besprechung. Sie ist eigentlich mehr ein Problem der perinatalen Sterblichkeit als eines der mütterlichen Mortalität. Der vorzeitige Blasensprung tritt in etwa 5—7% aller Schwangerschaften auf (LEBHERZ et al., 1961; BLAKE, 1965; LANIER, 1965; SACKS, 1967). In 75% der Fälle setzt die Wehentätigkeit innerhalb von 24 Std ein (LEBHERZ et al., 1961). Damit ist das Problem bereits umrissen, denn eine Amnoinitis bei stehender Blase ist ein extrem seltenes Vorkommnis. Wir haben zwei solche Fälle gesehen.

Mit der Zunahme der Latenzperiode zwischen Blasensprung und Weheneintritt über 24 Std, steigt die Infektionsrate an und, damit parallel, die perinatale Sterblichkeit (BURCHELL, 1964; OVERSTRAET,

1966). Bei einem Vergleich des geburtshilflichen Krankengutes von sieben Hospitälern der US Navy war die perinatale Mortalität nach 72 Std doppelt so hoch wie nach 24 Std (Lebherz et al., 1961). Nach Blake beträgt die Zahl von Amnionitisfällen 23,5%, wobei bis 24 Std nur 6,4% der Fälle auftraten, nach 24 Std aber 30,7%.

Die Zunahme der perinatalen Sterblichkeit ist vorwiegend durch die Prämaturität bedingt. Daneben sind Nabelschnurvorfälle und auch Regelwidrigkeiten häufiger zu beobachten. Eine Sepsis tritt relativ selten auf und eigentlich immer erst dann, wenn die Wehentätigkeit begonnen hat. Von vielen Autoren wird auf den vielfach leichten Verlauf hingewiesen, was sich mit eigenen Beobachtungen deckt (Sacks, 1964; Bacher, 1967). Dies ist vom experimentellen Standpunkt aus wenig verständlich, da der schwangere Organismus am Ende der Zeit besonders gefährdet erscheint. Wie schon betont, lassen sich glomeruläre Fibrinniederschläge beim schwangeren Kaninchen schon mit einer Injektion von Endotoxin auslösen (Apitz, 1935; Wong, 1942; Krecke, 1964). Die LD_{50} beträgt etwa die Hälfte der nicht schwangeren Tiere bei Kaninchen, Ratte und beim Hamster (eigene unveröffentlichte Beobachtungen).

Wenn es jedoch zum Schock kommt, ist die Therapie identisch mit der des septischen Schocks bei Aborten. Der Fetus ist extrem gefährdet, da nicht nur der Übertritt von Endotoxin durch die Placenta den Fruchttod verursacht, sondern auch eine intrauterin erworbene pulmonale Infektion die perinatale Mortalität belastet. Die Schwangerschaft sollte daher bei lebensfähigem Kind sofort beendet werden. Die Weheneinleitung stellt jedoch besondere Probleme, da der infizierte Uterus zwar oft auf Oxitocin sehr leicht anspricht, in mindestens der gleichen Anzahl der Fälle aber refraktär ist. Im letzteren Fall zögern wir nicht mit der Schnittentbindung. Russel und Anderson (1962) halten eine aktive Therapie für notwendig, nicht nur um die kindliche, sondern auch die mütterliche Mortalität zu senken, und nehmen einen Anstieg der Kaiserschnittfrequenz von 4,5 auf 10% in Kauf. Dies jedoch erhöht die Komplikationsrate, wie Peritonitiden, Wunddehiszenzen und andere Wundkomplikationen. Bekanntlich toleriert das Peritoneum einen einmaligen infektiösen Insult leicht, nicht aber einen chronischen. Bei schweren Infektionen zögern wir bei der Mehrgebärenden nicht mit der dem Kaiserschnitt folgenden Hysterektomie.

Das Problem einer Prophylaxe der Chorionamnionitis vor der 37. Woche ist Gegenstand vieler Diskussionen gewesen. Die meisten Autoren sind der Auffassung, daß Antibiotica, auch bei lokaler Anwendung, weder die Infektion verhindern, noch den Fetus vor einer Sepsis bewahren. Bei Wehenbeginn jedoch haben sich Antibiotica, auch ohne Fieber, als zweckmäßig erwiesen.

Der Versuch, zwischen der 30. und 37. Woche abzuwarten, ist ein kalkuliertes Risiko, das nicht mehr tragbar ist, wenn die Patientin Fieber entwickelt.

Der vaginale oder rectale Befund spielt für die therapeutische Entscheidung keine Rolle. Sowohl die rectale, als auch die vaginale Untersuchung sollte unterlassen werden, da sie die lokale Infektion begünstigt. (Auch bei der rectalen Untersuchung wird die hintere Scheidenwand in den Cervicalkanal gedrückt und die Scheidenflora abgeschmiert.) HESSELTIME (1962) hat das so ausgedrückt, daß die Uhr der intrauterinen Infektion mit der vaginalen oder rectalen Untersuchung in Gang gesetzt wird.

Im Hinblick auf die besondere Gefährdung des Neugeborenen durch die intrauterine Infektion, scheint es zweckmäßig, den Pädiater bei der Entbindung anwesend zu haben.

Wenn auch die Schockfälle nach Amnionitis, am Ende der Zeit, relativ selten sind, belasten sie jedoch zunehmend die mütterlichen Mortalitätsstatistiken. Die Pathogenese und Therapie ist identisch mit der des endotoxischen Schocks nach Aborten, die Prophylaxe beginnt jedoch mit dem vorzeitigen Blasensprung.

Literatur

ALTMEYER, W. A.: Exotoxin aspects of shock. Fed. Proc. 20, III, 173 (1961).
— J. WALSIN, W. R. CULBERTSON, B. MacMILLAN, CH. YALE, W. COLE, and M. VETTO: Exotoxin aspects of shock. Fed. Proc. 20, III, 173 (1961).
AMRIS, C. J.: Inhibition of fibrinolytic and thrombolytic activity by Trasylol. Xth Congr. Internat. Soc. Haemat., Stockholm, Abstr. G, 72 (1964).
— Inhibition of thromboplastic activity by Trasylol. In: R. GROSS and KRONEBERG, loc. cit.
APITZ, K.: A study of the generalized Shwartzman phenomenon. J. Immunol. 29, 255 (1935).
BACK, N., H. WILHEUS, A. E. MUNSON, and R. SLEGER: Trasylol in experimental shock studies. In: R. GROSS, and G. KRONEBERG, loc. cit.
BAYLEY, T., J. A. CLEMENT, and A. J. OSBAHR: Effects of polypeptide B from fibrinogen on the pulmonary circulation. Fed. Proc. 28, 82 (1967).
BEASON, P. B.: Tolerance to bacterial pyrogens. J. exp. Med. 86, 39 (1947).
BELLER, F. K., C. H. DEBROVNER, and G. W. DOUGLAS: Potentiation of the lethal effect of endotoxin by heterologues plasma. J. exp. Med. 118, 245 (1963).
— H. GRAEFF, and F. GORSTEIN: Disseminated intravascular coagulation during continous infusion of endotoxin in rabbits: Morphological and physiological studies. Amer. J. Obstet. Gynec. (in press).
— — Deposition of glomerular fibrin in the rabbit after infusion with endotoxin. Nature (Lond.) 215, 295 (1967).

Beller, F. K., P. Mitchell, and F. Gorstein: Fibrin deposition in the rabbit kidney produced by protease inhibitors. Thrombos. Diathes. haemorrh. (Stuttg.) 17, 247 (1967).

Blake, Th. F.: Discussion. Amer. J. Obstet. Gynec. 93, 402 (1965).

Broden, C. W., and W. H. Hall: Fetal transfusion from massive bacterial contamination of blood. New. Engl. J. Med. 245, 760 (1951).

Burchell, R. C.: Premature spontaneous rupture of the membranes. Amer. J. Obstet. Gynec. 88, 251 (1964).

Byme, J. J.: Current concepts in shock. New Engl. J. Med. 275, 543 (1966).

Cavanagh, D., and B. E. Smith: Endotoxin shock in the pregnant guinea pig. An evaluation of hyperbaric oxygen therapy. Amer. J. Obstet. Gynec. 96, 919 (1966).

Clark, P. J., and D. Cavanagh: Septic shock. An evaluation of the intradermal epinephrine test in diagnosis. Reports on current investigation, 15th Clin. Ann. ACOG Meeting, Washington (1967).

Crowell, J. W., and W. Read: In vivo coagulation- a probable cause of irreversible shock. Amer. J. Physiol. 183, 565 (1955).

Davis, H. A.: Shock and allied forms of failure of circulation. Clin. Obstet. Gynec. 4, 925 (1961).

Douglas, G. W., and E. Beckman: Clinical management of septic abortion complicated by hypotension. Amer. J. Obstet. Gynec. 96, 633 (1966).

— F. K. Beller, and C. H. Debrovner: The demonstration of endotoxin in the circulating blood of patients with septic abortion. Amer. J. Obstet. Gynec. 87, 780 (1963).

Dubber, A. H., G. P. McNicol, and A. S. Douglas: In vitro and in vivo studies of Trasylol. In: Diffuse intravascular clotting. Stuttgart: Schattauer 1965.

Ebert, R., and R. S. Abernathy: Septic shock. Fed. Proc. 20, III, 179 (1961).

Emerson, Th. E., and C. Gill: Effects of slow intravenous endotoxin on hemodynamics and survival in dogs. J. appl. Physiol. 22, 874 (1967).

Ferris, Th. F., Ph. Gordon, and P. J. Muolow: Rabbit uterus as a source of renin. Amer. J. Physiol. 212, 698 (1967).

Fine, J.: Current status of the problem of traumatic shock. In: L. C. Mills and J. H. Moyer, Shock and hypotension. New York: Grune & Stratton 1965.

— Endotoxins in traumatic shock. Fed. Proc. 20, 166 (1961).

— A. M. Rutenburg, and F. B. Schweinburg: The role of the RES in hemorrhagic shock. J. exp. Med. 110, 547 (1959).

Fox, L. P.: Abortion deaths in California. Amer. J. Obstet. Gynec. 98, 646 (1967).

Gans, H.: Thrombogenic properties of epsilon amino caproic acid. Ann. Surg. 163, 175 (1966).

Gormsen, J. P.: The effect of Trasylol on blood coagulation after intravenous injection. Thrombos. Diathes. haemorrh. (Stuttg.) 17, 51 (1961).

Graeff, H., and F. K. Beller: Hematological studies during endotoxin infusion in rabbits. (In press.)

— W. Kuhn u. U. Bleyl: Verbrauchskoagulopathie und Lysekoagulopathie bei menschlichen Äquivalenten des Sanarelli-Shwartzman-Phenomens. Thrombos. Diathes. haemorrh. (Stuttg.) 17, 144 (1967).

Grant, R. T., and E. B. Reeve: Observation on the general effect of injury in man. Spec. Rep. Ser. med. Res. Counc. (Lond.) No 277 (1951).

Greef, K.: Der Kinnogengehalt des Plasmas beim experimentellen Schock. In: R. Gross, and G. Kroneberg loc. cit.

Gross, R., u. G. Kroneberg: Neue Aspekte der Trasylol-Therapie. Stuttgart: Schattauer 1966.

HALL, W. H., and D. GOLD: Shock associated with bacteremia. Arch. intern. Med. 96, 403 (1955).

HARDAWAY, R. M.: Syndromes of disseminated intravascular coagulation. Springfield, Ill.: Ch. C. Thomas 1966.

HERRING, W. B., J. C. HARION, R. I. WALKER, and J. G. PALMER: Distribution and clearing of circulating endotoxin. J. clin. Invest. 42, 79 (1963).

HERRSCHLEIN, H. V., u. D. F. STEICHELE: Die Auslösung einer massiven Thrombosierung durch Epsilon-Aminocapronsäure nach vorangehender Aktivierung des Gerinnungssystems. Thromb. Diathes. haemorrh. (Stuttg.) 17, 568 (1967)

HESSELTIME, H. G.: Discussion. Amer. J. Obstet. Gynec. 83, 936 (1962).

HUSTUIK, W. J., S. R. POWERS, A. BOBA, and A. A. STEIN: Observations of the effect of mannitol on renal hemodynamics and O_2 tension in the urine and renal vain. Surg. Forum 10, 872 (1960).

JACKS, and T. H. BACHER: Spontaneous premature rupture of the membranes. Amer. J. Obstet. Gynec. 97, 888 (1967).

KALEY, G., H. DEMOPOULOS, and B. W. ZWEIFACH: Occlusive vascular lesions induced by bacterial endotoxin in kidneys of pregnant rats. Proc. Soc. exp. Biol. (N.Y.) 109, 456 (1962).

KARDOS, G. G.: Isoproterenol in the treatment of shock due to bacteremia with gram negative pathogens. New Engl. J. Med. 16, 868 (1966).

KASS, E. H.: Progress in pyelonephritis. Philadelphia: F. A. Davis Co. (1965).

KLIMAN, A., B. ALEXANDER, and D. G. McKAY: Coagulation defect associated with the generalized Shwartzman reaction. Fed. Proc. 18, 486 (1959).

KRECKE, H.-J.: Zum generalisierten Shwartzman-Phänomen. Veröffentl. morphol. Path. No. 69. Stuttgart: Gustav Fischer 1964.

KRONEBERG, G.: Experimentelle Untersuchung über das Gift des Flexner'schen Leukobacillus. Arb. Paul Ehrlich Inst., H. 141 (1951).

KUBLI, F., u. L. HELLER: Endotoxinschock bei septischem Abort. Geburtsh. u. Frauenheilk. 23, 1053 (1953).

LACK, CH. H.: Proteolytic activity and connective tisse. Brit. med. Bull. 20, 217 (1964).

LAENEC, R. T. H.: Traite de l'auscultation mediate et de maladies de pournos et du coeur, p. 138. Paris: J. S. Claude 1831.

LASCH, H.-G.: Pathophysiologie des Endotoxin-Schocks. Med. Welt 31, 1780 (1967).

— H. J. KRECKE, F. RODRIGUEZ-ERDMANN, H. H. SESSNER, and G. SCHNITTERLE: Verbrauchskoagulopathien. Folia haemat. (Frankfurt) 6, 325 (1961).

LARRIEU, L. R., R. W. SCARBROUGH, D. W. FILLINGIM, and R. E. BAHER: Incidence of maternal and fetal complications associated with rupture of the membranes before onset of labor. Amer. J. Obstet. Gynec. 93, 398 (1965).

LEBHERZ, T. B., C. R. BOYCE, and J. W. HUSTON: Premature rupture of the membranes. Amer. J. Obstet. Gynec. 81, 658 (1961).

— L. P. HELLMAN, R. MADDING, A. AUCTIL, and R. ARJE: Double blind study of premature rupture of the membranes. Amer. J. Obstet. Gynec. 87, 218 (1963).

LEE, L.: Reticuloendothelial clearance of circulating fibrin in the pathogenesis of the generalized Shwartzman reaction. J. exp. Med. 115, 1065 (1962).

LILLIHEI, R. C., J. K. LONGERBEAM, J. H. BLOCH, and W. G. MANAK: Hemodynamic changes in endotoxic shock. In: MILLS and MOYER, loc. cit. (1965).

MAKI, M., and F. K. BELLER: Comparative studies of fibrinolytic inhibitors in vitro. Thrombos. Diathes. haemorrh. (Stuttg.) 16, 668 (1966).

McKay, D. G.: Disseminated intravascular coagulation. New York and London: Hoeber 1965.

Meyer, A.: Die Wirkung des Trasylols bei Schockzuständen. In R. Gross, and G. Kroneberg loc. cit. (1966).

Mills, L. C., and J. H. Moyer: Shock and hypotension. New York: Grune & Stratton 1965.

Overstreat, E. W.: Premature rupture of membranes. Amer. J. Obstet. Gynec. 96, 1037 (1967).

Peuner, A., and A. Bernheim: Studies on the pathogenesis of experimental dysentery intoxication. Production of lesions by introduction of toxin to the cerebral ventricle. J. exp. Med. 111, 145 (1960).

Portes, Ph. J., A. R. Spievack, and E. H. Kass: Endotoxine-like activity of serum from patients with severe localized infection. New Engl. J. Med. 291, 445 (1964).

Ravine, H. A., D. Rowley, C. Jenkins, and J. Fine: On the absorbtion of bacterial endotoxin from the intestinal tract of the normal and shocked animal. J. exp. Med. 112, 783 (1960).

Reid, D. E.: Diskussion. Amer. J. Obstet. Gynec. 96, 643 (1966).

Russel, K. P., and G. V. Anderson: The aggressive management of ruptured membranes. Amer. J. Obstet. Gynec. 83, 930 (1962).

Schweinburg, F. B., and J. Fine: Resistance to bacteria in hemorrhagic shock. Effect of transient vascular collapse on sensitivity to endotoxin. Proc. Soc. exp. Biol. (N.Y.) 88, 589 (1955).

Selye, H.: Thrombohemorrhagic phenomena. Springfield, Ill.: Ch. C. Thomas 1966.

Sherry, S.: In: Platelets, their role in hemostasis and thrombosis. Stuttgart: Schattauer 1967.

Shires, T.: Role of sodium containing solutions in treatment of oligemic shock. Med. Clin. N. Amer. 45, 305 (1965).

Shubin, H., M. H. Weil, and V. N. Udhoji: Septic shock. Fed. Proc. 20, III (1961)

Studdiford, N. E., and G. W. Douglas: Placental bacteremia: A significant finding in septic abortion accompanied by vascular collapse. Amer. J. Obstet. Gynec. 71, 842 (1956).

Tillotson, J. R., and A. M. Lerner: Pneumonias caused by Escherichia coli. New Engl. J. Med. 277, 115 (1967).

Trautschold, I., E. Werle, u. G. Zickgraf-Rudel: Über den Kallikrein-Trypsin-Inhibitor. Arzneimittel-Forsch. 16, 1507 (1966).

Udhoji, V. N., and M. H. Weil: Circulatory effects of angiotension levarterenol and metraminol in the treatment of shock. New Engl. J. Med. 270, 501 (1962).

Waibren, B. A.: Bacteremia due to gram negative bacilli other than Salmonella. Arch. intern. Med. 88, 467 (1951).

Weil, M. H., and W. W. Spink: The shock syndrome associated with bacteremia due to gram negative bacilli. Arch. intern. Med. 101, 184 (1958).

Wong, T. C.: A study on the generalized Shwartzman reaction in pregnant rats induced by bacterial endotoxins. Amer. J. Obstet. Gynec. 84, 786 (1962).

Zweifach, B. W., A. L. Nagler, and L. Thomas: The role of epinephrine in the reactions produced by the endotoxins of gram negative bacteria. J. exp. Med. 104, 881 (1956).

Zur Pathophysiologie des Endotoxinschocks

H.-G. Lasch *

Bakterielle Endotoxine sind ein Bauelement der Zellwand zahlreicher gramnegativer und einiger grampositiver Bakterien. Der Aufbau der Endotoxine gramnegativer Bakterien ist komplizierter als der grampositiver Bakterien. Elektronenoptisch erscheint die Zellwand gramnegativer Bakterien als Doppelschicht, während die Zellwand grampositiver Bakterien als einfache Schicht imponiert. Die Endotoxine grampositiver Bakterien setzen sich aus einfachen Aminosäuren, Zuckern und Aminozuckern zusammen. Die Endotoxine gramnegativer Bakterien enthalten außer einem ähnlichen Mucokomplex wie die grampositiver Bakterien einen Polysaccharid-Lipoid-Protein-Komplex, der als solcher isoliert werden kann und für die endotoxischen Eigenschaften verantwortlich ist. Für den Menschen pathogene gramnegative Bakterien sind vor allem Colibakterien, Salmonellen, Brucellen, Shigellen und Meningokokken.

Das Molekulargewicht der Endotoxine gramnegativer Bakterien wird mit 1—$10 \cdot 10^6$ angegeben (SCHRAMM et al., 1952). Bei der chemischen Analyse der Endotoxine gramnegativer Bakterien fanden WESTPHAL et al. (1958) einen Komplex, der etwa zur Hälfte aus einem Polysaccharid, zu 15—20% aus einem Protein und zu etwa gleichen Teilen aus dem sog. Lipoid A und dem Lipoid B besteht. Das leicht abspaltbare Lipoid B scheint für die biologische Wirkung der Endotoxine ohne Bedeutung zu sein. Die Suche nach einer umschriebenen toxophoren Gruppe innerhalb des Endotoxinkomplexes ist bis heute ohne Erfolg geblieben. WESTPHAL et al. (1958) haben die Toxicität des Coli-Endotoxins mit dessen Gehalt an Lipoid A in Zusammenhang gebracht. RIBI et al. (1960) konnten dagegen aus Salmonella enteritidis ein Endotoxin extrahieren, das bei hoher biologischer Aktivität nur 2,2% Fettsäuren enthielt, also relativ arm an Lipoiden war. Die verschiedenen biologischen Wirkungen des Endotoxinkomplexes können unabhängig voneinander verändert werden. Mit Hilfe chemischer

* Medizinische Kliniken und Polikliniken der Justus Liebig-Universität Gießen. Herrn Professor Dr. TH. VON UEXKÜLL zum 60. Geburtstag gewidmet.

Detoxifikation gelang es Nowotny (1964), die letale Wirkung von Endotoxinen zu vermindern, ohne daß der Adjuvanseffekt, die sog. unspezifische Resistenz und die serologische Aktivität wesentlich beeinträchtigt wurden. Der Träger der serologischen O-Spezifität ist das Polysaccharid innerhalb des Endotoxinmoleküls. Nach Ansicht einiger Autoren wird die toxische Wirkung des Endotoxins durch einen Antigen-Antikörpermechanismus vermittelt (Stetson, 1964). Der Abfall des Komplements, der nach intravenöser Endotoxininjektion beim Tier erfolgt, reicht aber nicht aus, die endotoxischen Wirkungen allein auf eine immunologische Reaktion zurückzuführen. (Übersicht über Aufbau und Wirkungsweise bakterieller Endotoxine bei Göing und Kaiser, 1966.)

Tatsache ist, daß die intravenöse Injektion von Endotoxinen beim Tier zu Kreislaufveränderungen führt, die durch einen zweiphasigen Verlauf charakerisiert sind (s. Abb. 1). Initial kommt es relativ plötzlich und dosisabhängig zu einem kurzdauernden Blutdruckabfall. Nach einigen Minuten steigt der Blutdruck wieder an und hält sich für 60—90 min im Bereich des Ausgangswertes. In der zweiten Phase fällt der Blutdruck erneut ab, steigt nicht mehr an, und die Tiere sterben im irreversiblen Schock.

Die größtenteils aus Tierexperimenten gewonnenen Daten über die Pathophysiologie des Endotoxinschocks kann man nur richtig verstehen, wenn man sich vor Augen führt, daß sich die einzelnen Tierspecies hinsichtlich ihrer „Schockorgane" unterscheiden. Das gilt besonders für die Versuche am Hund, bei dem ein spezieller Venensperrmechanismus im Bereich der Splanchnicuszirkulation besondere Verhältnisse schafft. Im großen und ganzen aber ist die Reaktion des Gefäßsystems auf die Gabe von Endotoxin bei Mensch und Tier ähnlich, so daß sie hier summarisch abgehandelt werden kann.

Der rapide Abfall des arteriellen Blutdrucks im großen Kreislauf während der Frühphase des Endotoxinschocks, die 5—15 min dauern kann, kommt infolge eines akut verminderten venösen Rückstroms zum linken Herzen mit konsekutivem Abfall des Herzzeitvolumens zustande. Ursache hierfür ist eine akute Widerstandserhöhung im Lungenkreislauf und im venösen Schenkel des großen Kreislaufs. Beim Hund ist eine Druckerhöhung und Blutstauung im Pfortadergebiet besonders charakteristisch. Das Lebergewicht steigt infolge der Blutfülle erheblich an. Auch bei isoliert perfundierten, denervierten Extremitäten ist nach Endotoxin beim Hund eine Gewichtszunahme zu beobachten.

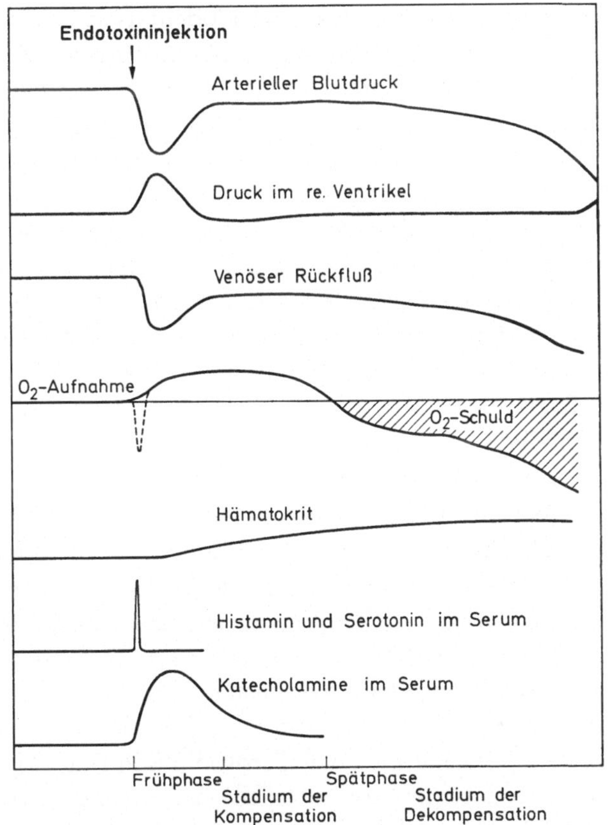

Abb. 1. Das Verhalten von arteriellem Blutdruck, Druck im rechten Ventrikel des Herzens, venösem Rückfluß, Sauerstoffaufnahme, Hämatokrit, Histamin, Serotonin und Katecholaminen im Serum während der Früh- und Spätphase des Endotoxinschocks (schematische Zusammenstellung aus der Literatur)

Der Abfall des arteriellen Systemdrucks in der Frühphase des Endotoxinschocks wird nicht durch eine akute Linksinsuffizienz des Herzens verursacht, sondern ist die Folge des verminderten venösen Blutrückflusses zum Herzen. Bei ausreichender Blutzufuhr zum Herzen, entweder aus einem Reservoir oder unter Umgehung der „Lebersperre", kommt es daher beim Hund initial nicht zu einem Druckabfall im arteriellen System. Der verminderte venöse Rückfluß, der die Ursache für das abnehmende Herzzeitvolumen ist, wird durch eine Constriction der Venolen und kleinen Venen bedingt. Die Blutstauung im vorgeschalteten Capillargebiet, das „pooling" der angloamerikanischen Autoren, führt zur vermehrten Capillarinfiltration in der Endstrombahn und kann bereits in der Frühphase des Endotoxinschocks ein Lungenödem oder Darmwandödem nach sich ziehen. Der Hämatokrit steigt auf Grund des Flüssigkeitsaustritts aus dem Gefäßsystem an (Chien, 1966; Chien et al., 1966; Fine, 1966; Gilbert, 1966; Gilbert, 1962; Hildebrand et al., 1966; Hinshaw et al., 1958; Hinshaw et al., 1962; Hinshaw et al., 1966; Johnson, 1965; Kuida et al., 1961).

Diese hier angeführten initialen Kreislaufreaktionen scheinen durch die Freisetzung von Histamin, möglicherweise auch z. T. von Serotonin und anderen biogenen Aminen ausgelöst zu werden. Beim Affen und beim Hund konnten sehr bald nach einer Endotoxininjektion erhöhte Histaminspiegel im Blut gemessen werden. Als weiterer Hinweis auf die Bedeutung des Histamins in der Frühphase des Endotoxinschocks muß geltend gemacht werden, daß die Gabe von Histaminliberatoren vor der Injektion von Endotoxin dessen Effekt abschwächt. Auch nach einer Histamininjektion steigt der pulmonale Druck wie nach Endotoxin an. Bei Histamininfusion direkt in die Splanchnicuszirkulation des Hundes oder in die Arterie einer isolierten Extremität sieht man die gleichen Venensperrmechanismen mit „pooling" und Zunahme des Organgewichts wie nach Endotoxin. Die „Lebersperre" nach Endotoxin oder Histamin wird beim Hund durch Phenoxybenzamin gleichermaßen gehemmt. Für die Rolle zusätzlicher Faktoren, etwa biogener Amine wie Serotonin und Bradykinin, in der Frühphase des Endotoxinschocks spricht der Befund, daß Antihistaminica zwar den Histamineffekt blockieren, die Endotoxinwirkung aber nicht vollständig verhindern können. Außer einem Anstieg des Histaminspiegels im Blut nimmt nach Untersuchungen von Urbaschek (1965) nach Endotoxin auch die Empfindlichkeit der Gefäße für Histamin erheblich zu (Hinshaw et al., 1961; Hinshaw et al., 1962). Als Quelle für das frei werdende Histamin kommen zugrunde gehende Thrombo- und Leukocyten sowie Muskel- und Lungengewebe in Frage, in denen Histamin z. B. aus Gewebsmastzellen freigesetzt wird (Hinshaw, 1961). Nach einer intravenösen Injektion von Endotoxin fällt die Thrombocytenzahl im strömenden Blut schon innerhalb von 15 sec ab (Davis et al., 1961). Aus eigenen Untersuchungen zusammen mit Weber (1963) wissen wir, daß die Blutplättchen nach Endotoxin nicht nur quantitativ, sondern auch qualitativ verändert werden. Sie verlieren Adenosintriphosphat, Lipide, Glykogen, Serotonin und Histamin. Elektronenoptisch finden sich deutliche Strukturdefekte. Die Thrombocytenadhäsivität (Breddin, 1964) wird vermindert. Der Anstieg des Histaminspiegels im Blut und die Kreislaufreaktionen können nicht allein auf das Plättchenhistamin zurückgeführt werden, nachdem auch am künstlich „thrombocytenfrei gemachten" Kaninchen in der Frühphase des Endotoxinschocks gleiche Kreislaufreaktionen, z.B. ein Druckanstieg im Lungenkreislauf, zu beobachten sind wie bei Versuchstieren mit normalen Thrombocytenzahlen (NEUHOF und KAUFMANN, 1967/68). Auf Grund dieser Beobachtung darf auch die Bedeutung der Thrombocyten für die Widerstandserhöhung im kleinen Kreislauf durch Endotoxin bedingte Mikroembolisation nicht überschätzt werden, wenn auch nach Endotoxin und Histamin Thrombocytenthromben in der Lungenendstrombahn nachweisbar sind (NIKULIN und LAPP, 1965; RIBI et al., 1960).

Die in der Frühphase gelegentlich zu beobachtende reversible Abnahme der Sauerstoffaufnahme in der Lunge kann im Sinne einer Diffusionsstörung durch ein Lungenödem bzw. einer zirkulatorischen Verteilungsstörung durch Thrombocytenaggregate in der Lungenperipherie zustande kommen. Nach einer intravenösen Histamininjektion beobachtet man gleiche Effekte (NEUHOFF et al., 1967/68).

Der akute Tod in der Frühphase des Endotoxinschocks kann auf zwei Wegen erfolgen: einmal durch akutes Rechtsherzversagen. Wir sehen bei unseren Versuchstieren nach der Endotoxininjektion einen Anstieg des Drucks im rechten Vorhof und des enddiastolischen Drucks im rechten Ventrikel als Ausdruck einer akuten Rechtsinsuffizienz. Das gilt ausschließlich für den rechten Ventrikel, während eine Linksinsuffizienz in dieser Phase des Endotoxinschocks nicht festgestellt werden kann. Die Situation ist der beim akuten Cor pulmonale nach einer Lungenembolie oder Fettembolie vergleichbar, wo eine akute Widerstandserhöhung in der Lungenstrombahn zur vermehrten Herzbelastung führt. Die schlechtere Coronardurchblutung des an und für sich mit einer größeren Coronarreserve ausgestatteten rechten Ventrikels beim abfallenden Mitteldruck in der arteriellen Strombahn mag darüber hinaus die Leistungsreserve des rechten Herzens einschränken. Der zweite Weg zum akuten Tod in der Frühphase führt unserer Meinung nach über Herzrhythmusstörungen. Im Endotoxinschock des Kaninchens konnten wir schon in der Frühphase alle Zeichen des elektrisch instabilen Herzens beobachten: das gehäufte Auftreten von Kammerextrasystolen, die im Sinne eines Bigeminus sich rhythmisieren können, und das typische Bild der Parasystolie. Histamin scheint hierfür nicht unmittelbar verantwortlich zu sein, da nach Histamin im wesentlichen atrioventriculäre Blockierungen zu finden sind. Viel eher muß man an direkte Effekte von Serotonin denken,

zumal nach intravenöser Serotoninapplikation ebenso eine Kammer-
tachykardie und Parasystolie beobachtet werden konnten (Heinrich
1967/68). Es liegt auf der Hand, daß zerfallende Blutplättchen in der
Coronarzirkulation auch lokal zu einer Anhäufung von Serotonin
führen können.

Ein Großteil der Tiere überlebt die Frühphase des Endotoxinschocks. Es kommt danach zunächst zu einem Wiederanstieg des
arteriellen Mitteldrucks bei Wiederzunahme des venösen Rückflusses.
Diese „Kompensation" der Frühphase wird im wesentlichen durch
zwei Mechanismen möglich bzw. eingeleitet: durch die abklingende
Histaminwirkung mit Aufgehen von Sperrmechanismen, ansteigen-
dem venösem Rückfluß und Zunahme des Herzzeitvolumens einerseits und durch die kompensatorische Kreislaufzentralisation durch
Ausschüttung von Katecholaminen andererseits (Spink et al., 1966).

Nach der Phase der Kompensation setzt ein erneuter kontinuierlicher Abfall des arteriellen Mitteldrucks ein. Innerhalb von 6—20 Std
nach der Endotoxininjektion sterben die Tiere im irreversiblen
Schock. Als Ursache des Kreislaufversagens in der Spätphase des
Endotoxinschocks wird unter anderem eine Sensibilisierung der Baro-
receptoren im Carotissinus durch das Histamin und Serotonin der
Frühphase diskutiert. Mit dieser Verstellung des „Fühlers" soll der
Mitteldruck automatisch auf ein niedrigeres Niveau einreguliert werden (Trank und Visscher, 1962). Der trotz der Katecholaminausschüttung bald erheblich verminderte venöse Rückfluß zum Herzen
dürfte auch durch eine Zunahme der Blutviscosität (Ansteigen des
Hämatokrit) infolge Wasserverlustes bei gestörter Capillarschranken-
funktion mitbedingt sein. Für diese Veränderungen in der Endstrombahn müssen auch hypoxische Gewebsschädigungen verantwortlich
gemacht werden.

Schon in der Frühphase des Endotoxinschocks sind Mikrozirku-
lationsstörungen capillarmikroskopisch zu beobachten. In der späten
Phase mit Ausbildung eines irreversiblen Schocks gewinnen die
Zirkulationsstörungen in der Kreislaufperipherie zunehmend an
Bedeutung. „Weißer sludge", Erythrocytenaggregationen und intravasale Gerinnungsvorgänge verhindern eine ausreichende Perfusion
der terminalen Strombahn der einzelnen Organe. Das Geschehen im
Schock kann nicht allein von der Vasomotorik und der nervalen
Gefäßeinstellung her verstanden, sondern muß zugleich vom Gefäß-
inhalt her beurteilt werden (Schneider, 1962). Der Blutdruck vermag
kaum die Schwere der Mikrozirkulationsstörungen im Endotoxin-

schock anzuzeigen. Bei zunächst noch unverändertem Blutdruck kann bereits die Sauerstoffaufnahme des Organismus erheblich reduziert sein und eine zunehmende, irreversible Sauerstoffschuld eingegangen werden. Die arterielle Sauerstoffsättigung bleibt dabei vorerst im Normbereich. Die Verminderung der Sauerstoffaufnahme läßt jedoch schon zu diesem Zeitpunkt erkennen, daß auf Grund von Störungen in der Kreislaufperipherie Teile des Organismus in ihrer Sauerstoffversorgung reduziert bzw. von ihr ausgeschlossen sind (NEUHOF et al.). Wenn der Gesamtorganismus eine Sauerstoffschuld von mehr als 140 ml/kg eingegangen ist, kommt es unter Rückwirkung von Anoxie und Acidose des Gewebes auf die Gefäßwand zum Schluß eines verhängnisvollen Circulus vitiosus mit Kreislaufzusammenbruch und Tod (CROWELL und SMITH, 1964). Nun sinken der arterielle Mitteldruck, das Herzzeitvolumen, die arterielle Sauerstoffsättigung und die arteriovenöse Sauerstoffdifferenz kontinuierlich ab.

Im Mittelpunkt der gestörten Wechselwirkungen von Gefäßwand und Gefäßinhalt in der Kreislaufperipherie während des Endotoxinschocks stehen die Veränderungen im System der Hämostase. Wir wissen heute, daß das physiologische Gleichgewicht des intravasalen Umsatzes der Blutgerinnung durch plasmatische und celluläre Regulationsmechanismen gewährleistet ist (LASCH et al., 1960—1966; LEE et al.,1966; SPAET et al., 1960). Neben der Freisetzung von endogenem Heparin und der jederzeit aktivierbaren Fibrinolyse ist es vor allem die Clearancefunktion des reticulo-endothelialen Systems, die zur Abräumung ständig anfallender Aktivierungsprodukte der Blutgerinnung beiträgt. Nach Endotoxin beobachtet man eine Aktivierung der Blutgerinnung und eine Blockierung der Clearancemechanismen des RES.

Die Hypercoagulabilität und das Verbleiben von Aktivatoren der Blutgerinnung in der Strombahn führen zu generalisierten intravasculären Gerinnungsvorgängen mit konsekutiven Mikrothrombosierungen, die die Perfusionsstörungen in der terminalen Strombahn definitiv gestalten können. Die Steigerung des Umsatzes der Gerinnungsfaktoren nach Endotoxin kommt nach RODRIGUEZ-ERDMANN (1964) über eine direkte Aktivierung des Hageman-Faktors zustande. Andere Autoren (McKAY, 1965) glauben, daß die aus den Thrombocyten freigesetzten Lipide (Thrombocytenfaktor 3) den Anstoß zur intravasalen manifesten Gerinnung geben. Wir selbst haben außerdem nach Endotoxin einen Verlust der Gefäßwand an thromboplastischem Material feststellen können, welches möglicherweise in die Blutbahn

3*

austritt und den Umsatz der Faktoren steigert (Müller-Berghaus und Lasch, 1963). Der zunehmenden Aktivierung der Blutgerinnung in der Kreislaufperipherie steht eine fortschreitende Hemmung der Clearanceleistung des RES gegenüber. Möglicherweise wird die Phagocytosefunktion des RES schon dadurch zunehmend gestört, daß die Abräumprodukte der intravasalen Gerinnung durch die verlangsamte Zirkulation nur verzögert zum RES gelangen.

Die Bedeutung intravasaler Gerinnungsprozesse und ihr Zusammenspiel mit der Funktion des reticulo-endothelialen Systems werden im tierexperimentellen Modell des Sanarelli-Shwartzman-Phänomens besonders deutlich, da hier eine zweite Endotoxininjektion die Gerinnungsveränderungen erheblich verstärkt, so daß es bei blockierter Abräumung im RES zu generalisierten intravasalen Fibrinausfällungen in zahlreichen Organen mit Ausbildung der besonders charakteristischen Nierenrindennekrosen kommt. Der Zusammenbruch der Hämostase hat eine allgemeine Blutungsneigung zur Folge, die als ein Ausdruck des Verbrauchs von Blutplättchen und Gerinnungsfaktoren durch die intravasale generalisierte Gerinnung verstanden werden muß. Wie im Reagensglas werden hier in der Blutbahn die Gerinnungsfaktoren Fibrinogen, Prothrombin, Acceleratorglobulin, antihämophiles Globulin und Faktor XIII verbraucht. Zugleich erfahren die Blutplättchen eine Verminderung und grobe Funktionsstörungen. Mikrothrombosen und Blutungen in der Peripherie stehen hier kausalpathogenetisch verbunden nebeneinander (Verbrauchscoagulopathie, Lasch et al.).

Die biologischen Wirkungen des Endotoxins umfassen nicht nur Kreislaufveränderungen im Sinne des Endotoxinschocks und Gerinnungsveränderungen nach Art der Verbrauchscoagulopathie, sondern auch Stoffwechselveränderungen anderer Art. Der Blutzuckerspiegel steigt unmittelbar nach der Endotoxinapplikation an und fällt im weiteren Verlauf ab. Die Glykolyse ist erheblich gesteigert, und zwar um so mehr, je „toxischer" das Endotoxin wirkt. Milchsäure und Brenztraubensäure im Blut sind vermehrt (Göing und Kaiser, 1966). Auch die Blutfette zeigen charakteristische Veränderungen. Beim Kaninchen steigen die freien Fettsäuren im Blut schon wenige Minuten nach einer intravenösen Injektion von Endotoxin steil an und bleiben in den nachfolgenden Stunden erhöht. Die veresterten Fettsäuren fallen zuerst etwas ab, ohne daß während dieser Zeit eine Aktivierung der Lipoproteidlipase nachweisbar ist. Nach einer Latenz von 12—24 Std steigen die veresterten Fettsäuren und die Triglyceride, die Phosphatide, das Cholesterin und die grob-dispersen β-Lipoproteide im Blut an. Am ausgeprägtesten ist die Vermehrung der Neutralfette, die nach 48—72 Std das 5—10fache des Ausgangswertes erreichen können. Die Hyperlipacidämie und die Hyperlipämie nach Endotoxin lassen sich durch Reserpin voll-ständig unterdrücken, während Guanethidin die Lipidmobilisa-tion nur teilweise verhindert. Demnach liegt der Fettsäuremobilisa-tion nach Endotoxin und der nachfolgenden Neutralfettvermehrung eine Aktivierung des Sympathicus und des Nebennierenmarks zu-grunde (HUTH, 1967). Die parenterale Gabe von Katecholaminen ruft ähnliche Fettstoffwechselveränderungen hervor wie Endotoxin (CARLSON et al., 1965). Da die Katecholamine im Blut schnell abge-baut werden, ist die Vermehrung der freien Fettsäuren nach Endotoxin ein wertvoller Indicator der Katecholaminausschüttung im Gewebe bzw. der Sympathicusaktivierung nach Endotoxin.

Die Verbrauchscoagulopathie und die Veränderungen der Serum-lipide nach Endotoxin scheinen sich in einem Circulus vitiosus gegen-seitig zu beeinflussen. Bei Verhinderung der Verbrauchscoagulopathie durch Anticoagulantien ist auch der Anstieg der Serumlipidfraktionen geringer als ohne diese Behandlung. Die Behandlung mit Anti-sympathotonica führt nicht nur zu einer Normalisierung der Serum-lipidfraktionen, sondern auch zu einer Unterdrückung der Ver-brauchscoagulopathie. Insbesondere der Abfall von Fibrinogen, Ac-celeratorglobulin und die Verschmälerung der maximalen Thrombus-festigkeit M_E im Thrombelastogramm sind unter der Reserpinbe-handlung signifikant geringer ausgebildet als ohne diese Behandlung. Sicher ist die Vermehrung der freien Fettsäuren und Serumlipide an der veränderten Ausgangssituation des tierischen Organismus 24 Std nach der ersten Endotoxininjektion während des Experiments zur Erzeugung eines generalisierten Sanarelli-Shwartzman-Phänomens beteiligt (HUTH, 1967). Möglicherweise trägt die Vermehrung der Serumlipide unmittelbar zur Aktivierung der Blutgerinnung und zu der veränderten Clearancefunktion des RES nach Endotoxin bei. Für diese Auffassung spricht folgendes Experiment: Eine unterschwellige, nicht letale Endotoxindosis führt in Kombination mit einer Fettinfu-sion, die als solche nur leichte Gerinnungsveränderungen hervorruft, zu einer schweren Verbrauchscoagulopathie und zum Tod der Ver-suchstiere (HUTH et al., 1967).

Durch die Beteiligung der Veränderungen von Stoffwechsel und Blutgerinnung kommt es zu einer sich selbst perpetuierenden Progredienz des Endotoxinschocks, der sich in seiner späten Phase nicht nur in der beschriebenen Kreislaufsituation, sondern auch in charakteristischen Organschäden manifestiert. So findet man z. B. infolge der speziellen Zirkulationsverhältnisse im Splanchnicusgebiet des Hundes nach einer kurzen primären Zirkulationsverminderung ausgedehnte Stasen im Capillarbett des Darmes und schließlich Darmwandnekrosen. Kurz vor dem Tode der Versuchstiere wechselt die Wasserdiarrhoe in massive hämorrhagische Stühle, die als Folge der Verbrauchscoagulopathie gewertet werden müssen. Der Anatom kann neben submukösen Blutungen hämorrhagische Nekrosen der Darmwand und einen blutigen Darminhalt nachweisen. Auch an den Nieren finden sich die Folgen der generalisierten Mikrozirkulationsstörung im Endotoxinschock. Injiziert man seitengetrennt in beide Nierenarterien Endotoxin, so kommt es schon nach wenigen Sekunden zu einer kurzfristigen Vasoconstriction. Die zweite nach 15—20 min erfolgende lang anhaltende Vasoconstriction ist mit Phentolamin hemmbar und somit wohl Folge der sekundären Katecholaminausschüttung (GILLENWATER et al., 1963). Ein direkter nephrotoxischer Effekt des Endotoxins ist nicht anzunehmen, da die Veränderungen der Nierenfunktion allein durch die veränderte Hämodynamik erklärt werden können. Hält man im Endotoxinschock den lokalen Nierenfluß aufrecht, so ist die Beeinträchtigung der Nierenleistungen trotz gleicher Endotoxinmenge gering (GILLENWATER et al., 1963). Es ist erwiesen, daß mit der verminderten Durchblutung des iuxta-glomerulären Apparates über die Freisetzung von Renin der Angiotensinmechanismus die Vasoconstriction steigert und die Perfusion der Nieren herabsetzt. Erreicht die parallel verlaufende Hypercoagulabilität ihre kritische Grenze, so führt die Mikrothrombosierung in der Peripherie über die Schockniere hinaus zu bilateralen Nierenrindennekrosen.

In die Mikrozirkulationsstörungen nach Endotoxin ist letztlich auch die Coronarzirkulation des Herzens einbezogen. In diesem Zusammenhang muß auf die Kontroverse zwischen einzelnen Untersuchern hinsichtlich der Beurteilung der Rolle des Herzens im Endotoxinschock kurz hingewiesen werden. Das Herz wird nicht primär durch Endotoxin alteriert, sondern sekundär durch Katecholamine, Kinine, die Drucksteigerung in der pulmonalen Strombahn, den Abfall des arteriellen Mitteldrucks und letztlich durch den veränderten Coronarfluß. Das abfallende Herzzeitvolumen wird erst in der terminalen Phase des Endotoxinschocks Ausdruck der nachlassenden Herzmuskelkraft. Hier mag die gestörte Mikrozirkulation in der Coronarperipherie zum Sauerstoffdefizit führen. Die lokale Acidose infolge der Hypoxie macht die Muskulatur weniger ansprechbar für die inotrope Wirkung von Noradrenalin und Adrenalin. Im gleichen Sinne muß wohl auch verstanden werden, daß die Gefäßmuskelzelle der Widerstandsgefäße mit der Progression des Schocks weniger ansprechbar für Katecholamine wird, eine Tatsache, die der Kliniker am Krankenbett kennt, wenn es trotz ständig steigender Katecholamindosen nicht gelingt, den Blutdruck in einem protrahierten Schock anzuheben. CROWELL und SMITH (1964) sehen in der Sauerstoffschuld des Herzmuskels eine der Hauptursachen für Progredienz und Irreversibilität des Schocks. Hier wie bei allen Fällen von Schock wird das Herz über die gestörte Eigenversorgung zum limitierenden Faktor der Kreislaufleistung.

Alle im Blut gemessenen Veränderungen während des Endotoxinschocks müssen als sekundär und von der gestörten Zirkulation abhängig angesehen werden. So der Anstieg des Blutzuckers als Folge der Katecholaminausschüttung, die Zunahme der Aminosäurenkonzentration im Serum als Folge anoxischer Störungen des Leberzellstoffwechsels, der Anstieg von Lactatdehydrogenase und anderen Enzymen als Folge von Hypoxie und Acidose des Gewebes.

Der Endotoxinschock ist ein Modellbeispiel der gestörten Wechselwirkung von Gefäßwand und Gefäßinhalt. Die vom Endotoxin induzierte, durch humorale Eigenmechanismen des Organismus (Histamin, Serotonin, Bradykinin, Katecholamine) vermittelte Kreislaufdekompensation wird letzten Endes durch Mikrozirkulationsstörungen perpetuiert und damit zum irreversiblen Schock. Die Pathophysiologie des Endotoxinschocks kann heute nicht mehr allein von der Hämodynamik verstanden werden. Die Störungen der Mikrozirkulation werden wesentlich durch Veränderungen der Blutgerinnung und des Stoffwechsels mitbestimmt. Sie haben eine Sauerstoffschuld des gesamten Organismus und schließlich charakteristische Organnekrosen zur Folge.

Die Erkenntnisse der letzten Jahre über das Wesen des Endotoxinschocks haben verschiedene neue therapeutische Möglichkeiten eröffnet. Die rechtzeitige Gabe von Heparin und die Fibrinolysetherapie mit Streptokinase können sowohl beim Tier wie auch beim Menschen die Entwicklung eines Endotoxinschocks bzw. dessen letalen Ausgang verhindern. Die Normalisierung der Kreislaufgrößen rechtfertigt nicht nur diese Therapie, sondern beweist zugleich die

kausalpathogenetische Bedeutung der gestörten Hämostase für die
späte Phase des Endotoxinschocks.

Literatur

Breddin, K.: Zur Messung der Thrombozytenadhäsivität. Thrombos. Diathes.
  haemorrh. (Stuttg.) **12**, 269 (1964).
Carlson, L. A., J. Boberg, and B. Högstedt: Some physiological and clinical
  implications of lipid mobilization from adipose tissue. In: Handbook of
  physiol. 1965, Sect. 5 "Adipose tissue". Ed.: A. E. Renold and L. F. Ca-
  hill, chapt. 63, p. 625.
Chien, S.: Blood volume and its distribution in endotoxin shock. Amer. J.
  Physiol. **210**, 1411 (1966).
— C. Chang, R. J. Dellenback, S. Usami, and M. I. Gregersen: Hemo-
  dynamic changes in endotoxin shock. Amer. J. Physiol. **210**, 1401 (1966).
Crowell, J. W., and E. E. Smith: Oxygen deficit and irreversible hemorrhagic
  shock. Amer. J. Physiol. **206**, 313 (1964).
Davis, R. B., W. R. Meeker, and W. L. Bailey: Serotonin release after injec-
  tion of E. coli endotoxin in the rabbit. Fed. Proc. **20**, 261 (1961).
Fine, J.: The present status of the problem of endotoxin shock. J. Okla. med.
  Ass. **59**, 419 (1966).
Gilbert, R. P.: Mechanism of the hemodynamic effects of endotoxin. Physiol.
  Rev. **40**, 245 (1960).
— Endotoxin shock in the primate. Proc. Soc. exp. Biol. (N.Y.) **111**, 328 (1962).
Gillenwater, J. Y., E. S. Dooley, and E. D. Fröhlich: Effects of endotoxin
  on renal function and hemodynamics. Amer. J. Physiol. **205**, 293 (1963).
Göing, H., u. P. Kaiser: Aufbau und Wirkungsweise bakterieller Endotoxine.
  Ergebn. Mikrobiol. **39**, 243 (1966).
Hardaway, R.: Syndrome of disseminated intravascular coagulation. Spring-
  field (Ill.): Ch. C. Thomas, 1966.
Heinrich, F.: Unveröffentl. Ergebnisse.
Hildebrand, G. J., J. Ng., Y. Seys, and S. H. Madin: Differentiation between
  pathogenic mechanisms of early and late phase of endotoxin shock. Amer.
  J. Physiol. **210**, 1451 (1966).
Hinshaw, L. B., T. E. Emerson, and D. A. Reins: Cardiovascular responses of
  the primate in endotoxin shock. Amer. J. Physiol. **210**, 335 (1966).
— T. E. Emerson jr., P. F. Iampietro, and C. M. Brake: A comparative study
  of the hemodynamic actions of histamine and endotoxin. Amer. J. Physiol.
  203, 600 (1962).
— R. P. Gilbert, H. Kuida, and M. B. Visscher: Peripheral resistance changes
  and blood pooling after endotoxin in eviscerated dogs. Amer. J. Physiol. **195**,
  631 (1958).
— M. M. Jordan, and J. A. Vick: Histamine release and endotoxin shock in
  the primate. J. clin. Invest. **40**, 1631 (1961).
— J. A. Vick, M. M. Jordan, and L. E. Wittmers: Vascular changes associated
  with the development of irreversible endotoxin shock. Amer. J. Physiol. **202**,
  103 (1962).
Huth, K.: Über das Verhalten der Serumlipide bei der experimentellen Verbrauchskoagulopathie. Habil.-Schr. Gießen 1967.
— W. Schoenborn u. Kl. Knorpp: Experimentelle Verbrauchskoagulopathie
  nach intravenöser Zufuhr von Fett und Endotoxin. Thrombos. Diathes.
  haemorrh. (Stuttg.) **17**, 129 (1967).

Johnson, R. M.: Recent advances in the pathophysiology of endotoxin shock. J. Okla. med. Ass. **58**, 504 (1965).

Kuida, H., R. P. Gilbert, L. B. Hinshaw, and J. G. Brunson: Species differences in effect of gram-negative endotoxin on circulation. Amer. J. Physiol. **200**, 1197 (1961).

Lasch, H.-G., D. L. Heene, K. Huth, and W. Sandritter: Pathophysiology, clinical manifestations and therapy of consumption-coagulopathy („Verbrauchskoagulopathie"). A. J. Cardiol. **20**, 381 (1967).

— F. Rodríguez-Erdmann u. H.-J. Krecke: Quantitative und qualitative Veränderungen der Thrombozyten beim Sanarelli-Shwartzman-Phänomen. Verh. dtsch. Ges. inn. Med. **66**, 992 (1960).

—, u. L. Róka: Über den Bildungsmechanismus der Gerinnungsfaktoren Prothrombin und Faktor VII. Klin. Wschr. **32**, 460 (1954).

—, and D. L. Heene: The defibrination syndrome. Thrombos. Diathes. haemorrh. (Stuttg.), Suppl. **20**, 97 (1966).

Lee, L., H. Prose, and M. H. Cohen: The role of the reticuloendothelial system in diffuse, low grade intravascular coagulation. Thrombos. Diathes. haemorrh. (Stuttg.), Suppl. **20**, 87 (1966).

Martin, D. S., N. J. Cassisi, and J. L. Pickens: Endotoxin shock: a collective review. Rev. Surg. **22**, 311 (1965).

McKay, D. G.: Disseminated intravascular coagulation, an intermediary mechanism of disease. New York-Evanston-London: Harper & Row, Publ. 1965.

Müller-Berghaus, G., u. H. G. Lasch: Untersuchungen über Beziehungen zwischen Gefäß- und Gerinnungsfaktoren beim Sanarelli-Shwartzman-Phänomen. Thrombos. Diathes. haemorrh. (Stuttg.) **9**, 335 (1963).

Neuhof, H., H. Heckers u. G. Kaufmann: In Vorbereitung.

—, u. G. Kaufmann: In Vorbereitung.

Nikulin, A., u. H. Lapp: Elektromikroskopische Befunde an der terminalen Lungenstrombahn des Kaninchens nach Histamin-Liberation. Frankfurt. Z. Path. **74**, 381 (1965).

Nowotny, A.: Chemical detoxification of bacterial endotoxins. In: Bacterial endotoxins (eds. W. Braun and M. Landy), p. 29. New Brunswick (N. J.): Rutgers Univ. Press 1964.

Ribi, E., W. Haskins, K. Milner, and M. Landy: Studies on the relationship between chemical composition and biological properties of endotoxins. Fed. Proc. **19**, 247 (1960).

Robb, H. J.: Microembolism in the pathophysiology of shock. Angiology **16**, 405 (1965).

Rodríguez-Erdmann, F.: Studies on the pathogenesis of the generalized Shwartzman reaction. III. Trigger mechanism for the activation of the prothrombin molecule. Thrombos. Diathes. haemorrh. (Stuttg.) **12**, 471 (1964).

Schneider, M.: Zur Pathophysiologie der verschiedenen Schockformen. Bibl. haemat. (Basel) **16**, 10 (1963).

Schramm, G., O. Westphal u. O. Lüderitz: Über bakterielle Reizstoffe. III. Physikalisch-chemisches Verhalten eines hochgereinigten Coli-Pyrogens. Z. Naturforsch. **7**b, 594 (1952).

Spaet, T. H., H. I. Horowitz, and D. J. Zucker-Franklin: Reticuloendothelial clearance of blood thromboplastin in rats. J. clin. Invest. **39**, 1029 (1960).

Spink, W. W., J. Reddin, S. J. Zak, M. Peterson, B. Starzecki, and E. Seljeskog: Correlation of plasma catecholamine levels with hemodynamic changes in canine endotoxin shock. J. clin. Invest. **45**, 78 (1966).

STETSON, C. A.: Role of hypersensitivity in reactions to endotoxin. In: Bacterial endotoxins (eds. W. BRAUN and M. LANDY), p. 658. New Brunswick (N. J.): Rutgers Univ. Press, 1964.

TRANK, J. W., and M. B. VISSCHER: Carotid sinus baroceptor modifications associated with endotoxin. Amer. J. Physiol. **202**, 971 (1962).

URBASCHEK, B., and R. VERSTEYL: Increase of the effect of histamine by E. coli endotoxin on the smooth muscle. Nature (Lond.) **207**, 763 (1965).

WEBER, E., S. MALESSA u. H. G. LASCH: Veränderungen der freien Thrombozytennukleotide beim Sanarelli-Shwartzman-Phänomen. Thrombos. Diathes. haemorrh. (Stuttg.) **9**, 304 (1963).

WESTPHAL, O., A. NOWOTNY, O. LÜDERITZ, H. HURNI, E. EICHENBERGER u. G. SCHÖNHOLZER: Die Bedeutung der Lipoid-Komponente (Lipoid A) für die biologischen Wirkungen bakterieller Endotoxine (Lipopolysaccharide). Pharm. Acta Helv. **33**, 401 (1958).

Klinik und Therapie des akuten Nierenversagens unter Berücksichtigung des Endotoxinschocks

H.-J. Krecke *

Akutes Nierenversagen ist der Oberbegriff für einen Zustand, bei dem die Ausscheidungsfunktion der Nieren infolge eines schädigenden Ereignisses mehr oder minder plötzlich zusammenbricht. Das klinische Leitsymptom ist eine Anurie oder Oligurie. Von einer Anurie spricht man (Abb. 1), wenn die Nieren innerhalb von 24 Std höchstens

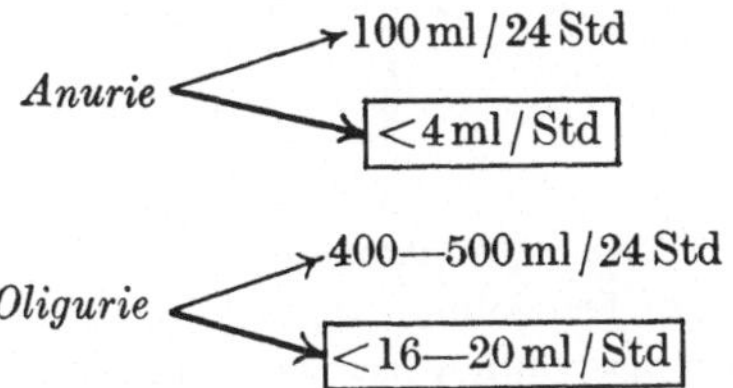

Abb. 1. Definition von Anurie und Oligurie. Nähere Erläuterung s. Text

100 ml Harn produzieren (Heintz, 1968; Reubi, 1960; Schreiner, 1963), von einer Oligurie bei einer täglichen Urinmenge von maximal 400 ml (Heintz, 1968; Schreiner, 1963; de Wardener, 1963) bzw. 500 ml (Berman, 1967; Reubi, 1960; Silverberg und Johnson, 1966). In der Anurie scheiden die Nieren *pro Stunde* also nicht mehr als ca. 4, in der Oligurie nicht mehr als 16—20 ml aus (Abb. 1). Es ist zweckmäßig, sich besonders diese für einen *kurzen* Zeitraum geltenden Größen zu merken, da es sich vor allem in den initialen Phasen um ein dramatisches Geschehen handelt, das — will man therapeutisch weitere Folgen vermeiden — hinsichtlich der Nierenfunktion zumindest von Stunde zu Stunde verfolgt werden muß. Bei kritischen Situationen empfiehlt sich sogar die Registrierung der Diurese in viertel- bis halbstündlichen Abständen.

Ein solches akutes Nierenversagen ist ätiologisch und pathogenetisch außerordentlich vielschichtig (neuere Übersichten bei Alwall, 1963; Heintz, 1968; Losse, 1963; Merrill, 1955; 1963; Reubi, 1960; Sarre, 1967; de Wardener, 1963). In stark vereinfachter Form lassen sich zwei große Gruppen unterscheiden (Abb. 2):

* Medizinische Universitätsklinik (Ludolf-Krehl-Klinik) Heidelberg.

Bei der einen führen Nierenparenchymgifte, sog. Nephrotoxine, z.B. Sublimat, Tetrachlorkohlenstoff oder das Exotoxin von Clostridium welchii (vgl. BELLER), direkt zur Niereninsuffizienz, bei der anderen kommt es über ein plötzliches Kreislaufversagen — einen Schock — zur Oligo-Anurie. Dieser Schock kann sein 1. die Folge einer schweren (inneren oder äußeren) Blutung (= hämorrhagischer Schock), 2. die Folge eines erheblichen Traumas (= traumatischer Schock)

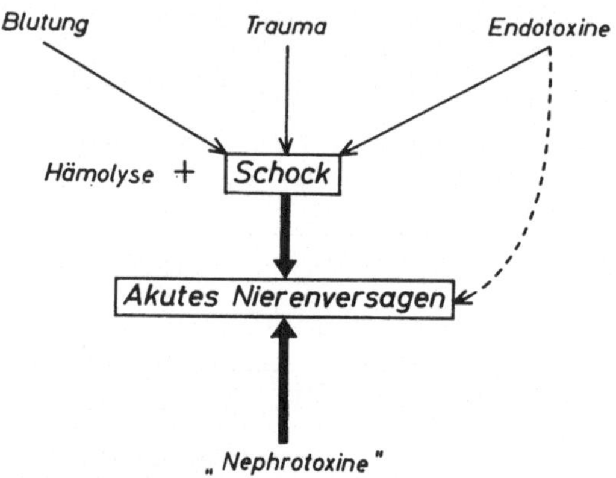

Abb. 2. Stark vereinfachte Darstellung der ätiologischen Faktoren bzw. pathogenetischen Mechanismen des akuten Nierenversagens. Die gestrichelte Linie soll zum Ausdruck bringen, daß Endotoxine die Nierenfunktion in geringem Grade auch direkt beeinflussen können (HINSHAW et al., 1961). Auf der linken Seite ist angedeutet, daß die auch beim Endotoxin- (KRECKE et al., 1966) und Exotoxinschock (Chlostridium welchii) gelegentlich vorkommende Hämolyse wahrscheinlich nur in Verbindung mit einem Kreislaufversagen zur akuten Niereninsuffizienz führt (Übersicht bei RANDERATH und BOHLE, 1959)

oder 3. die Folge einer Freisetzung und Einschwemmung größerer Mengen der Inhaltsstoffe gramnegativer Keime (=Endotoxine) in den Kreislauf (= Endotoxinschock). Die pathophysiologischen und klinischen Kennzeichen eines solchen Endotoxinschocks (neuere Übersichten bei BOCK, 1962; CAVANAGH und DE CENZO, 1963; DOUGLAS und BECKMAN, 1966; EBERT und ABERNATHY, 1961; FINE, 1964; FLOREK, 1964; HARDAWAY et al., 1961, 1966; HINSHAW et al., 1965; KUBLI und HELLER, 1963; MEYER, 1966; MILLS und MOYER, 1965; OECHSLIN et al., 1962; SPINK, 1962a, b; STEVENSON und YANG, 1962; UDHOJI et al., 1963; WAISBREN, 1964; WEIL et al., 1964; WEIL und SHUBIN, 1967; dort auch weitere Literatur) werden hier an anderer Stelle besprochen (vgl. BELLER, KUHN und LASCH), so daß wir uns auf einige Ergänzungen beschränken möchten, die für das Verständnis von Nierenfunktion und -schädigung bei dieser Schockform notwendig sind.

In dieser Hinsicht ist zunächst festzustellen, daß das akute Absinken der Urinausscheidung weniger mit dem am Arm meßbaren Blutdruckabfall als vielmehr mit der kompensatorisch einsetzenden peripheren Vasoconstriction korreliert. Sie verfolgt, wie der Ausdruck kompensatorisch besagt, den Zweck, das unter der Endotoxin-Wirkung durch Abnahme des venösen Rückflusses zum rechten Herzen verminderte zirkulierende Blutvolumen (GREGERSEN, 1967; SPINK, 1960; UDHOJI et al., 1963; weitere Literatur bei MEYER, 1966; WAISBREN, 1964; WEIL und SHUBIN, 1967 u. a.) wenigstens den unmittelbar lebensnotwendigen Organen (Gehirn und Herz) zu erhalten. Dieser Zustand äußert sich, im Gegensatz zu den selteneren Fällen von „warmer Hypotension" (GRANT und REEVE, 1951; nähere Angaben bei EBERT und ABERNATHY, 1961; WEIL und SHUBIN, 1967), klinisch an den blassen, feuchtkalten und teilweise (Nagelbett!) cyanotischen Händen, Füßen und sonstigen Acren. In eine solche sog. Zentralisation im Sinne einer Blutverteilungsstörung sind die Nieren stets einbezogen, und zwar derart, daß die zu den Nierenkörperchen als dem Ort der Urinbildung führenden Arteriolen, die Vasa afferentia, ebenfalls maximal verengt sind. Die Folge ist eine starke Zunahme des renalen Gefäßwiderstandes (GILLENWATER et al., 1963; HINSHAW et al., 1961), so daß in den peripher davon gelegenen glomerulären Capillaren der zur Urinbildung notwendige Filtrationsdruck (SMITH, 1955) nicht mehr ausreicht[1], m.a.W. die Urinproduktion kommt mehr oder weniger weitgehend zum Erliegen. *Der Grad der Oligo-Anurie ist daher in diesem Stadium ein besonders feiner Indicator für das Ausmaß der schockbedingten peripheren Vasoconstriction und darüber hinaus das beste Indiz für Erfolg und Wirksamkeit aller therapeutischen Maßnahmen.* Dieses Indiz erstreckt sich auch auf die beim Endotoxinschock vorkommenden speziellen Störungen der Mikrozirkulation, d. h. das Auftreten von Gerinnseln in der terminalen Strombahn (weitere Einzelheiten bei LASCH). Denn die Nieren gehören zu jenen Organen, in denen sich diese Mikrothromben bevorzugt ablagern (Übersicht bei KRECKE, 1964; LASCH, 1963; McKAY, 1965).

Der weitere Verlauf der Oligo-Anurie beim Endotoxinschock hängt ganz davon ab, in welchem Umfange und vor allem wie rasch es gelingt, den Schock als solchen zu beeinflussen. Am wirksamsten ist,

---

[1] Der effektive Filtrationsdruck ist die Differenz zwischen dem Blutdruck in den Glomerulumcapillaren einerseits und der Summe aus dem onkotischen Druck des Plasmas und dem hydrostatischen Druck in der Bowmanschen Kapsel andererseits (GUYTON, 1966; HEINTZ, 1968; REUBI, 1960 u. a.).

wie von Kuhn und Graeff gezeigt wird, den drohenden Endotoxin-schock bereits in seinen Anfängen zu bekämpfen. Das *Voll*bild dieses Schocks bietet nämlich therapeutisch erheblich größere Probleme, die hier nur in ihren Grundzügen sowie vom Standpunkt des akuten Nierenversagens aus behandelt werden sollen. Das wesentlichste ist die Beseitigung oder zumindest Besserung der sog. Kreislaufzentrali-sation (Blutverteilungsstörung), wozu die kombinierte Anwendung von Plasmaexpandern, z. B. in Form der neuzeitlichen Gelatine-Präparate (Haemaccel, Gelifundol), und Glucocorticoiden, und zwar in außerordentlich hohen Dosen (15 und mehr mg Prednison/kg Körpergewicht/24 Std), empfohlen wird. Der Wert dieser Steroide ist allerdings keineswegs unumstritten, nicht zuletzt deshalb, weil sich im Tierexperiment (Kaninchen) nach Vorbehandlung mit Cortison bereits durch eine einzige Endotoxingabe ein Sanarelli-Shwartzman-Phänomen auslösen läßt (Thomas und Good, 1952; zur Erklärung s. McKay, 1965, und Krecke, 1967). Im Falle des Endotoxinschocks stehen manchen ablehnenden Stimmen (Margaretten und Mc-Adams, 1958; Margaretten et al., 1963; McKay et al., 1959; weitere Literatur bei Ebert und Abernathy, 1961; Waisbren, 1964) zahl-reiche, zumindest ebenso gewichtige Befürworter gegenüber (Hin-shaw et al., 1967; Lillehei und MacLean, 1959; Rayner et al., 1960a; Spink, 1960, 1962b; Spink und Vick, 1961; Weil et al., 1964, 1965; Weil und Shubin, 1967). In diesem Zusammenhang wird neuerdings auch die hochdosierte Gabe (ca. 5 mg/Tag) des Mineralo-corticoids Aldosteron für zweckmäßig gehalten (Bein, 1962; Ko-strubiak et al., 1965; Spink, 1962b; weitere Literatur bei Kostru-biak et al.), obwohl auch hiergegen Einwände erhoben worden sind (Spink, 1962a). Besonders widersprechend sind die Ansichten bei der Frage nach dem Einsatz vasopressorischer Substanzen, deren Nutzen von vielen bezweifelt bzw. völlig negiert (Douglas und Beckman, 1966; Lillehei und MacLean, 1959; Lillehei et al., 1965; Meyer, 1966; Udhoji et al., 1963; Weil et al., 1965), von anderen aber bejaht wird (Cavanagh und McLeod, 1966; Kubli und Heller, 1963; Morris et al., 1965; Spink, 1960; weitere Diskussion bei Bock, 1962; Mills und Moyer, 1965; Weil und Shubin, 1967).

Ein Teil der Kontroversen beruht unseres Erachtens darauf, daß bei der Beurteilung der Effektivität dieser Stoffklasse die diversen Schweregrade und Stadien des Endotoxinschocks oft nicht oder nicht genügend berücksichtigt werden, da z.B. die Fälle mit sog. warmer Hypotension (l. c.) die Anwendung solcher Drogen eher rechtfertigen als die für das Auftreten einer Oligo-Anurie viel bedrohlicheren Zustände von peripherer Vasoconstriction (= sog. weiße Hypotension, vgl. BELLER). Hinzu kommt, daß sich die pharmakologischen Eigenschaften der heutzutage verfügbaren sog. vasopressorischen Substanzen teilweise erheblich voneinander unterscheiden (Einzelheiten bei HERSHEY und ALTURA, 1966, WEIL und SHUBIN, 1967). Am sinnvollsten erscheint, sofern überhaupt, nach unseren Erfahrungen und in gewisser Übereinstimmung mit einigen anderen Autoren (BOCK, 1966; KUBLI und HELLER, 1963; MORRIS et al., 1965; SPINK, 1962; weitere Einzelheiten bei BOCK, 1962, 1966) Angiotensin (Hypertensin), weil die initiale Hypovolämie beim Endotoxinschock nach experimentellen Untersuchungen z. T. durch ein Versacken des Blutes im Intestinaltrakt zustande kommt (Übersicht und Literatur bei BOCK, 1962; MILLS und MOYER, 1965)[2] und Angiotensin speziell auch an den Splanchnicusgefäßen angreift (BOCK et al., 1958). Allerdings ist dieser Stoff bei stärkerer Acidose nicht mehr wirksam (MEESMANN et al., 1961), so daß er nur in relativ frühen Stadien sowie bei Versagen einer alleinigen Volumenauffüllung eingesetzt werden sollte. Letzteres gilt auch für die von verschiedenen Seiten (IAMPIETRO et al., 1963; LILLEHEI und MACLEAN, 1959; VICK, 1964) zur Durchbrechung einer ausgeprägten peripheren Vasoconstriction empfohlenen Antiadrenergica, z.B. Phenoxybenzamin (Dibenzylin) oder Chlorpromazin (Megaphen), zumal es sich hier um eine besonders differenzierte Therapie handelt. Bei nicht zu tiefem Schock und Fehlen einer Überwässerung (Röntgen-Untersuchung des Thorax!) ist im Falle einer drohenden bzw. beginnenden Oligo-Anurie nicht zuletzt ein Versuch mit dem osmotisch wirkenden Mannit angezeigt (Literatur und Übersicht bei SILVERBERG und JOHNSON, 1966). Man infundiert innerhalb von 20 min 100 bis maximal 200 ml einer 10%igen Lösung und beobachtet fortlaufend die Diurese. Steigt sie unter Berücksichtigung der eingangs genannten Kriterien (vgl. Abb. 1) eindeutig an, so ist eine weitere Mannitgabe bzw. eine Intensivierung der Volumenauffüllung zulässig und zweckmäßig. Einen ähnlichen Diurese-Anstieg kann man schließlich, und zwar bei manchen sonst therapierefraktären Zuständen, unter einer medikamentösen Fibrinolyse erleben, sofern sie vor Ablauf von höchstens 20—24 Std durchgeführt wird (Literatur bei

---

[2] In dieser Hinsicht bestehen jedoch erhebliche Speciesdifferenzen, so daß die Frage, in welchem Umfang dieser pathophysiologische Mechanismus auch beim Menschen eine Rolle spielt, bis jetzt letzten Endes noch offen ist (Einzelheiten bei UDHOJI et al., 1963; HINSHAW et al., 1965).

Krecke, 1964). Es liegt nahe, zur Erklärung einer derartigen Besserung die Auflösung von Gerinnseln in der terminalen Strombahn, speziell in den Vasa afferentia bzw. in den glomerulären Capillaren, anzunehmen.

Diese 24 Std-Grenze gilt aber nur für die beim Endotoxinschock gelegentlich vorkommenden Thromben in der Mikrozirkulation. Die schockbedingte Minderdurchblutung führt nämlich bereits per se zu ischämischen Tubulusschäden, die viel früher auftreten können. Mit ihnen ist bei einem schweren Schock schon von der 4.—6. Std an zu rechnen, möglicherweise allerdings auch wesentlich später (Reubi, 1960). Letzteres trifft besonders für die tubulären Nekrosen zu. Sind solche Veränderungen aber erst einmal vorhanden, so bleibt die Oligo-Anurie auch nach Normalisierung der Kreislaufverhältnisse bestehen. Man bezeichnet diesen Zustand — im Gegensatz zur funktionellen Nephropathie (Reubi, 1960) *während* eines Schocks — als Schockniere (van Slyke, 1948), ohne daß man bis heute sicher weiß, worauf das Persistieren der Ausscheidungsinsuffizienz nach Überwindung eines Schocks beruht (Übersicht und Literatur bei Bohle et al., 1960). Auf eine der neueren Erklärungsmöglichkeiten (Thurau, 1965; 1966) für dieses Geschehen wird an anderer Stelle (Kuhn) kurz eingegangen.

Vom klinischen Standpunkt aus hat es verständlicherweise nicht an Versuchen gefehlt, bereits *im* Schock bzw. *wenige* Stunden nach Beherrschung eines Schocks zu entscheiden, ob einer Oligo-Anurie nur ein funktionelles Nierenversagen oder bereits eine akute tubuläre Nekrose (Heintz, 1964), also eine eigentliche Schockniere, zugrunde liegt. Als einigermaßen brauchbare, aber durchaus nicht sichere Unterscheidungsmerkmale gelten die in Tabelle 1 einander gegenübergestellten Kriterien (Übersicht und Diskussion bei Berlyne, 1966; Maxwell und Kleeman, 1962; Merrill, 1963b; hier auch weitere Literatur). Für ein funktionelles Nierenversagen sprechen unter anderem ein hohes spezifisches Gewicht des Urins, eine Natrium-Konzentration des Urins unter etwa 20 mÄq/l (die Angaben schwanken zwischen 10 und 60 mÄq/l) und eine relativ hohe Harnstoff-konzentration des Urins (nach Berlyne über 2%), so daß der Urin-Plasma-Quotient für Harnstoff im allgemeinen mehr als 10 beträgt. Dagegen ist in Fällen, in denen es zu Tubulusnekrosen gekommen ist, das spezifische Gewicht des Urins niedrig, d.h. nicht nennenswert höher als das des Plasmawassers (= Plasmaisotonie), die Natrium-Konzentration des Urins relativ hoch (je nach Autor über 30—70 mÄq/l), seine Harnstoff-Konzentration (nach Berlyne unter 2%) und

Tabelle 1. *Zusammenstellung der Kriterien, die es bis zu einem gewissen Grade erlauben, bereits im Schock bzw. wenige Stunden nach Beherrschung eines Schocks ein funktionelles Nierenversagen von einer akuten tubulären Nekrose (Schockniere) zu unterscheiden. Weitere Einzelheiten s. Text*

	Kriterien für	
	funktionelles Nierenversagen	akute tubuläre Nekrose
Spezifisches Gewicht des Urins	$\sim 1{,}030$	$1{,}008$—$1{,}014$
Osmolalität des Urins (mOsm/kg H_2O)	> 900	350—500
Na-Konzentration des Urins (mÄq/l)	< 20	> 30
Urin-Plasma-Quotient für Harnstoff	> 10	< 5

damit der sog. U/P-Quotient für Harnstoff aber verhältnismäßig niedrig (vgl. Tabelle 1). Da die Harnmengen für die übliche Bestimmung des spezifischen Gewichts meist nicht ausreichen und diese Methode überdies viele Fehlerquellen hat (Übersicht und Literatur bei BOCK und KRECKE, 1957), pflegt man heutzutage — in entsprechend eingerichteten Labors — die Zahl der pro Kilogramm Wasser gelösten Teilchen, d.h. die Osmolalität, kryoskopisch, also durch Bestimmung der Gefrierpunktserniedrigung, zu ermitteln. Mit den modernen Osmometern, an denen sich die Osmolalität (in mOsm/kg H_2O) *direkt* ablesen läßt, ist das auch mit Bruchteilen eines Milliliters Flüssigkeit innerhalb weniger Minuten möglich.

Alle diese Parameter sind aber, wie gesagt, vor allem während bzw. kurz nach Ablauf der Schockphase nur bedingt zuverlässig und dürfen außerdem nur im Zusammenhang mit der ganzen klinischen Situation interpretiert werden. Die letzte Entscheidung bringt daher erst der weitere Verlauf. Hier gilt als Regel, daß eine Oligo-Anurie, die das Kreislaufversagen um 24 (BERMAN, 1967), höchstens 48 Std überschreitet, vorerst bestehenbleibt. Die Dauer dieses Zustandes wird für den Endotoxinschock mit meist 5—15 Tagen (BERMAN, 1967) angegeben, jedoch ist ein solches Persistieren der Ausscheidungsinsuffizienz bis zu 22 Tagen keineswegs selten (DÉROT und RINGOIR, 1962). Es sind dies Zeiträume, die mit den konventionellen therapeutischen Verfahren oft nicht überbrückt werden können. An ihre Stelle treten deshalb gegebenenfalls alle jene technischen Mittel, mit deren Hilfe sich die während einer Oligo-Anurie ansammelnden Schlackenstoffe so lange aus dem Blut bzw. dem Organismus entfernen lassen, wie die in ihrer Leistung beeinträchtigten Nieren dazu selber nicht in der Lage sind. Als Methode kommt heutzutage nicht

nur die extrakorporale Hämodialyse (Übersicht und Literatur bei
Merrill, 1963a), sondern auch die inzwischen technisch wesentlich
verbesserte Peritonealdialyse (Literatur bei Jutzler, 1966) in Be-
tracht. Die hiermit zusammenhängenden therapeutischen Probleme
können in optimaler Weise aber meist nur in entsprechend eingerichteten Zentren bewältigt werden. Wichtig ist dabei, daß man neuerdings
immer mehr dazu neigt, diese Dialyseverfahren so früh einzusetzen,
daß es gar nicht erst zum Vollbild der Urämie kommt (= prophylaktische Dialyse, Teschan et al., 1959), weil sich hierdurch die Prognose
des akuten Nierenversagens bessern läßt und den Patienten die Be-
gleiterscheinungen einer Urämie erspart bleiben. Eine solche erwei-
terte Indikationsstellung schließt jetzt auch die Peritonealdialyse bei
dem mit einer schweren Acidose und/oder Hyperkaliämie einhergehenden Endotoxinschock ein (Frank und Friedman, 1965), wobei
selbst eine Peritonitis nicht mehr als Kontraindikation angesehen
wird. Alles in allem ist also das Entscheidende, ein Persistieren der
renalen Ausscheidungsinsuffizienz bzw. die daraus resultierenden
Komplikationen möglichst rasch zu erkennen, um zu einem noch
relativ günstigen Zeitpunkt die erforderlichen therapeutischen Kon-
sequenzen ziehen zu können.

In einigen wenigen, glücklicherweise seltenen Fällen führt allerdings gerade der Endotoxinschock nicht nur zu der im Prinzip re-
versiblen Schockniere, d.h. zur akuten *tubulären* Nekrose, sondern
zum mehr oder weniger weitgehenden Untergang von Nierenkörperchen, also zur irreversiblen *Glomerulo*nekrose. Es handelt sich um zwei
prognostisch grundsätzlich verschiedene Veränderungen, weil unter-
gegangene Nierenkörperchen, im Gegensatz zu nekrotischen Tubu-
lusepithelien, nicht in der Lage sind zu regenerieren. Eine derartige
Glomerulonekrose präsentiert sich bei voller Ausprägung als doppel-
seitige (symmetrische) Nierenrindennekrose (Übersicht und Literatur
bei Krecke, 1964, 1967; McKay, 1965) und zeigt histologisch, abgesehen von den entsprechenden tubulären Läsionen, in fortgeschrit-
tenen Stadien das typische Verdämmern der glomerulären Strukturen.
Die Ursache dieses Prozesses ist der thrombotische Verschluß der
Vasa afferentia und glomerulären Capillaren durch fibrinreiche Gerinnsel (Bohle et al., 1959), ein Vorgang, der als generalisiertes
Shwartzman- oder Sanarelli-Shwartzman-Phänomen bezeichnet worden ist (Übersicht und Literatur bei Krecke, 1964, 1967; McKay,
1965). Ob sich im Rahmen eines Endotoxinschocks ein derartiges
morphologisches Bild im Sinne eines Dauerzustandes etabliert hat,

kann klinisch oft nicht sicher vorausgesagt werden. Eine zumindest mehrtägige *komplette* Anurie gilt zwar in Verbindung mit den für das Sanarelli-Shwartzman-Phänomen erarbeiteten klinischen Kriterien (KRECKE und LASCH, 1963; KRECKE, 1964; LASCH, 1964) als brauchbares Indiz (WELLS et al., 1960), ist aber nur bedingt zuverlässig, weil es keineswegs immer zu einer vollständigen Zerstörung beider Nieren bzw. aller Nephrone kommt. Die endgültige Entscheidung bringt auch hier erst der weitere Verlauf, da das Vorliegen einer bilateralen Nierenrindennekrose um so wahrscheinlicher wird, je länger die Oligo-Anurie über die kritische Zeit von 3—4 Wochen hinaus persistiert. In solchen Fällen bleibt zunächst nichts anderes übrig, als zu versuchen, das Leben der Patienten durch eine dauernde, intermittierende Anwendung der modernen Dialyse-Verfahren, also durch eine Langzeit- oder Dauerdialysebehandlung (Übersicht und Literatur bei GURLAND und HERTEL, 1966; GURLAND et al., 1966; SCRIBNER, 1966), zu verlängern. Die Erfahrungen der letzten Jahre mit Hilfe verbesserter apparativer Einrichtungen zeigen, daß dies sogar unter weitgehender Wiederherstellung der Arbeitsfähigkeit möglich ist (GURLAND et al., 1966; SCRIBNER, 1966; hier weitere Literatur). Als weiteres therapeutisches Prinzip wird sich in Zukunft außerdem wahrscheinlich mehr und mehr die Nierentransplantation anbieten (Übersicht bei BROSIG und NAGEL, 1967; STRAFFON et al., 1966).

Dessen ungeachtet ist und bleibt natürlich das eigentliche Ziel jeder Behandlung des Endotoxinschocks, derartig ernste Spätfolgen im Rahmen der heutigen Möglichkeiten zu vermeiden. Am sichersten läßt sich dies allerdings nur dann erreichen, wenn es durch frühzeitige Erfassung gelingen sollte, bereits einer *drohenden* bzw. *beginnenden* Endotoxin-Einschwemmung in den Kreislauf wirksam zu begegnen (vgl. KUHN).

Literatur

ALWALL, N.: Therapeutic and diagnostic problems in severe renal failure. Copenhagen: Munksgaard 1963.
BEIN, H. J.: Aldosteron und Änderung von Kreislaufreaktionen nach Endotoxinen. In: K. D. BOCK, Schock, Pathogenese und Therapie. Internat. Symposion, Stockholm 1961, S. 180. Berlin-Göttingen-Heidelberg: Springer 1962.
BERLYNE, G. M.: A course in renal diseases. Oxford: Blackwell Sci. Publ. 1966.
BERMAN, L. B.: Renal failure in shock. In: M. H. WEIL and H. SHUBIN, Diagnosis and treatment of shock, p. 96. Baltimore: Williams & Wilkins Comp. 1967.
BOCK, K. D. (Hrsg.): Schock, Pathogenese und Therapie. Internat. Symposion, Stockholm 1961. Berlin-Göttingen-Heidelberg: Springer 1962.
— Angiotensin. Pharmakologie und klinische Anwendung. Heidelberg: Dr. A. Hüthig 1966.

Bock, K. D., u. H.-J. Krecke: Der Konzentrationsversuch als klinische Nieren-funktionsprobe — Grundlagen, Methodik und Beurteilung. Dtsch. Arch. klin. Med. **204**, 499 (1957).

— — u. H. M. Kuhn: Untersuchungen über die Wirkung von synthetischem Hypertensin II auf Blutdruck, Atmung und Extremitätendurchblutung des Menschen. Klin. Wschr. **36**, 254 (1958).

Bohle, A., Ch. Herfarth, u. H.-J. Krecke: Beitrag zur Morphologie der Niere beim akuten Nierenversagen. Klin. Wschr. **38**, 152 (1960).

— H.-J. Krecke, F. Miller u. H. Sitte: Über die Natur des sog. Fibrinoids bei der generalisierten Shwartzmanschen Reaktion. Elektronenmikroskopische Untersuchungen an Kaninchennieren. I. Internat. Symposium f. Immuno-pathologie, Basel/Seelisberg 1958, S. 339. Basel: Benno Schwabe & Co. 1959.

Brosig, W., u. R. Nagel: Ergebnisse der Nierentransplantation: Herbst 1966. Urologe **6**, 13 (1967).

Cavanagh, D., and J. A. de Cenzo: Endotoxin shock. A promising new method of treatment based on animal studies. Amer. J. Obstet. Gynec. **85**, 892 (1963).

—, and A. G. McLeod: Septic shock in obstetrics and gynecology. An evaluation of metaraminol therapy. Amer. J. Obstet. Gynec. **96**, 913 (1966).

Dérot, M., et S. Ringoir: Étude de 33 observations de néphropathies tubulaires anuriques aiguës post-abortum. Sem. Hôp. (Paris) **38**, 243 (1962).

Douglas, G. W., and E. M. Beckman: Clinical management of septic abortion complicated by hypotension. Amer. J. Obstet. Gynec. **96**, 633 (1966).

Ebert, R. V., and R. S. Abernathy: Septic shock. Fed. Proc. **20**, 179 (1961).

Fine, J.: Septic shock. J. Amer. med. Ass. **188**, 427 (1964).

Florek, E. N.: Endotoxin shock in pregnancy (Review of the Literature). Gynae-cologia (Basel) **157**, 302 (1964).

Frank, E. D., and E. W. Friedman: Shock in man. In: L. C. Mills and J. H. Moyer, Shock and hypotension. Pathogenesis and treatment, p. 695. New York and London: Grune & Stratton 1965.

Gillenwater, J. Y., E. S. Dooley, and E. D. Frohlich: Effects of endotoxin on renal function and hemodynamics. Amer. J. Physiol. **205**, 293 (1963).

Grant, R. T., u. E. B. Reeve (1951): Zit. von Ebert und Abernathy.

Gregersen, M. I.: Blood volume and fluid compartments. In: M. H. Weil and H. Shubin, Diagnosis and treatment of shock, p. 27. Baltimore: Williams & Wilkins Comp. 1967.

Gurland, H. J., H. H. Edel u. E. Renner: Die intermittierende Dauerdialyse-behandlung chronisch Nierenkranker. In: F. Krück, Aktuelle Probleme der Nephrologie, S. 683. Berlin-Heidelberg-New York: Springer 1966.

—, u. G. Hertel: Probleme der Organisation und Finanzierung von Dauer-dialysezentren in Deutschland. Med. Klin. **61**, 656 (1966).

Guyton, A. C.: Textbook of medical physiology, p. 474. Philadelphia and London: W. B. Saunders Comp. 1966.

Hardaway, R. M.: Syndromes of disseminated intravascular coagulation. Springfield/Ill.: Ch. C. Thomas, 1966.

— E. A. Husni, E. F. Geever, H. E. Noyes and J. W. Burns: Endotoxin shock. A manifestation of intravascular coagulation. Ann. Surg. **154**, 791 (1961).

Heintz, R.: Nieren-Fibel für Klinik und Praxis. Stuttgart: Georg Thieme 1968.

Hershey, S. G., u. B. M. Altura: Behandlung des Schocks durch Beeinflussung der peripheren Zirkulation mit vasoaktiven Wirkstoffen: eine mikrozirkulato-rische Basis für die Therapie. Schweiz. med. Wschr. **96**, 1467, 1516 (1966).

HINSHAW, L. B., C. M. BRAKE, and T. E. EMERSON jr.: Biochemical and pathologic alterations in endotoxin shock. In: L. C. MILLS and J. H. MOYER, Shock and hypotension. Pathogenesis and treatment, p. 431. New York and London: Grune & Stratton 1965.
— L. A. SOLOMON, P. C. FREENY, and D. A. REINS: Endotoxin shock. Hemodynamic and survival effects of methylprednisolone. Arch. Surg. **94**, 61 (1967).
— W. W. SPINK, J. A. VICK, E. MALLET, and J. FINSTAD: Effect of endotoxin on kidney function and renal hemodynamics in the dog. Amer. J. Physiol. **201**, 144 (1961).
IAMPIETRO, P. F., L. B. HINSHAW, and C. M. BRAKE: Effect of an adrenergic blocking agent on vascular alterations associated with endotoxin shock. Amer. J. Physiol. **204**, 611 (1963).
JUTZLER, G. A.: Erfahrungen mit der Peritonealdialyse bei chronischer Niereninsuffizienz. In: F. KRÜCK, Aktuelle Probleme der Nephrologie, S. 385. Berlin-Heidelberg-New York: Springer 1966.
KOSTRUBIAK, W., H. HAYASAKA, and J. M. HOWARD: The protective effects of aldosterone against the lethality of experimental endotoxemia and exotoxemia. In: L. C. MILLS and J. H. MOYER, Shock and hypotension. Pathogenesis and treatment, p. 691. New York and London: Grune & Stratton 1965.
KRECKE, H.-J.: Zum generalisierten Shwartzman-Phänomen (Sanarelli-Shwartzman-Phänomen) und seiner Bedeutung für die menschliche Pathologie. Stuttgart: Gustav Fischer 1964.
— Das tierexperimentelle Sanarelli-Shwartzman-Phänomen. Dtsch. med. J. **18**, 355 (1967).
— A. BOHLE, H. G. LASCH u. B. BECKER: Klinisch-pathologische und experimentelle Untersuchungen zur bilateralen Nierenrindennekrose. In: F. KRÜCK, Aktuelle Probleme der Nephrologie, S. 640. Berlin-Heidelberg-New York: Springer 1966.
—, u. H. G. LASCH: Grundlagen, Diagnose und Differentialdiagnose des Sanarelli-Shwartzman-Phänomens (generalisierten Shwartzman-Phänomens) des Menschen. VIIth Internat. Congr. Int. Med., München 1962, Bd. II. S. 940. Stuttgart: Georg Thieme 1963.
KUBLI, F., u. L. HELLER: Endotoxinschock bei septischem Abort. Geburtsh. u. Frauenheilk. **23**, 1053 (1963).
LASCH, H.-G.: Blutgerinnung im Schock. VIIth Internat. Congr. Int. Med., München 1962, Bd. I, S. 447. Stuttgart: Georg Thieme 1963.
— Zur Pathophysiologie und Klinik des Sanarelli-Shwartzman-Phänomens. Verh. Dtsch. Arbeitsgem. Blutgerinnungsforsch., Tübingen 1964, S. 63. Stuttgart: F. K. Schattauer 1964.
LILLEHEI, R. C., J. K. LONGERBEAM, J. H. BLOCH, and W. G. MANAX: Hemodynamic changes in endotoxin shock. In: L. C. MILLS and J. H. MOYER, Shock and hypotension. Pathogenesis and treatment, p. 442. New York and London: Grune & Stratton 1965.
—, and L. D. MACLEAN: Physiological approach to successful treatment of endotoxin shock in the experimental animal. Arch. Surg. **78**, 464 (1959).
LOSSE, H.: Kurzlehrbuch der Nierenkrankheiten. Stuttgart: F. K. Schattauer 1963.
MARGARETTEN, W., and A. J. McADAMS: An appraisal of fulminant meningococcemia with reference to the Shwartzman phenomenon. Amer. J. Med. **25**, 868 (1958).
— H. NAKAI, and B. H. LANDING: Septicemic adrenal hemorrhage. Amer. J. Dis. Child. **105**, 346 (1963).

Maxwell, M. H., and C. R. Kleeman: Clinical disorders of fluid and electrolyte metabolism, p. 267. New York-Toronto-London: McGraw-Hill Book Co. 1962.

McKay, D. G.: Disseminated intravascular coagulation. An intermediary mechanism of disease. New York-Evanston-London: Hoeber Med. Div., Harper & Row, Publ. 1965.

— J. F. Jewett, and D. E. Reid: Endotoxin shock and the generalized Shwartzman reaction in pregnancy. Amer. J. Obstet. Gynec. **78**, 546 (1959).

Meesmann, W., W. Braasch u. D. Herberg: Wirkung des Noradrenalins und Hypertensins auf die Herzdynamik und das EKG und deren Abhängigkeit vom pH des Blutes. Verh. dtsch. Ges. Kreisl.-Forsch. **27**, 309 (1961).

Merrill, J. P.: The treatment of renal failure. New York and London: Grune & Stratton 1955.

— Dialytic methods of treatment. In: M. B. Strauss and L. G. Welt, Diseases of the kidney, p. 218. Boston: Little, Brown & Co. 1963a.

— Acute renal failure. In: M. B. Strauss and L. G. Welt, Diseases of the kidney, p. 445. Boston: Little, Brown & Co. 1963b.

Meyer, W.: Klinik, Pathogenese und Therapie des Schockzustands bei Sepsis durch gramnegative Erreger. Schweiz. med. Wschr. **96**, 137 (1966).

Mills, L. C., and J. H. Moyer (ed.): Shock and hypotension. Pathogenesis and treatment. New York and London: Grune & Stratton 1965.

Morris, J. A., R. W. Smith, and N. S. Assali: Hemodynamic action of vasopressor and vasodepressor agents in endotoxin shock. Amer. J. Obstet. Gynec. **91**, 491 (1965).

Oechslin, R., W. Scheitlin u. P. Frick: Schockzustände bei Sepsis mit gramnegativen Erregern. Schweiz. med. Wschr. **92**, 1151 (1962).

Randerath, E., u. A. Bohle: Die Pathomorphologie der Nierenausscheidung. In: F. Büchner, E. Letterer und F. Roulet (Hrsg.), Handbuch der allgemeinen Pathologie, Bd. V/2, S. 140. Berlin-Göttingen-Heidelberg: Springer 1959.

Rayner, R. R., L. D. MacLean, and E. Grim: Intestinal tissue blood flows in experimental shock due to hemorrhage, endotoxin, and adrenalin; and in endotoxin shock pretreated with hydrocortisone or dibenzyline. Surg. Forum **11**, 117 (1960a).

— — — Intestinal tissue blood flow in shock due to endotoxin. Circulat. Res. **8**, 1212 (1960b).

Reubi, F.: Nierenkrankheiten. Bern u. Stuttgart: Hans Huber 1960.

Sarre, H.: Nierenkrankheiten. Stuttgart: Georg Thieme 1967.

Schreiner, G. E.: Acute renal failure. In: P. B. Beeson and W. McDermott; Cecil-Loeb, Textbook of medicine, p. 808. Philadelphia and London: W. B. Saunders Comp. 1963.

Scribner, B. H.: Die Behandlung der chronischen Urämie. Med. Prisma (C. H. Boehringer Sohn, Ingelheim a. Rh.) **5** (1966).

Silverberg, D. S., and W. J. Johnson: The use of mannitol in oliguric renal failure. Med. Clin. N. Amer. **50**, 1159 (1966).

Slyke, D. D. van: The effects of shock on the kidney. Ann. intern. Med. **28**, 701 (1948).

Smith, H. W.: The kidney. New York: Oxford Univ. Press. 1955.

Spink, W. W.: The pathogenesis and management of shock due to infection. Arch. intern. Med. **106**, 433 (1960).

— Pathogenese und Therapie des Schocks bei Infektionen: Experimentelle und klinische Untersuchungen. In: K. D. Bock, Schock, Pathogenese und Therapie. Internat. Symposion, Stockholm 1961, S. 251. Berlin-Göttingen-Heidelberg: Springer 1962a.

Spink, W. W.: Endotoxin shock. Ann. intern. Med. **57**, 538 (1962b).

—, and J. Vick: Evaluation of plasma, metaraminol, and hydrocortisone in experimental endotoxin shock. Circulat. Res. **9**, 184 (1961.

Stevenson, C. S., and C.-C. Yang: Septic abortion with shock. Amer. J. Obstet. Gynec. **83**, 1229 (1962).

Straffon, R. A., C. B. Hewitt, W. S. Kiser, B. H. Stewart, S. Nakamoto, and W. J. Kolff: Clinical experience with the use of 79 kidneys from cadavers for transplantation. Surg. Gynec. Obstet. **123**, 483 (1966).

Teschan, P. E., T. F. O'Brien, and C. R. Baxter: Prophylactic daily hemodialysis in the treatment of acute renal failure (Abstract). Clin. Res. **7**, 280 (1959).

Thomas, L., and R. A. Good: The effect of cortisone on the Shwartzman reaction. The production of lesions resembling the dermal and generalized Shwartzman reactions by a single injection of bacterial toxin in cortisone-treated rabbits. J. exp. Med. **95**, 409 (1952).

Thurau, K.: Die intrarenale Rolle des Renin-Angiotensin-Systems für die Regulation des Glomerulumfiltrates und der Natriumausscheidung. In: F. Krück, Aktuelle Probleme der Nephrologie, S. 75. Berlin-Heidelberg-New York: Springer 1966.

—, u. M. Mylle: Mikropunktionsversuche zur Funktion des juxtaglomerulären Apparates in der Warmblüterniere. In: K. J. Ullrich und K. Hierholzer, Normale und pathologische Funktionen des Nierentubulus, S. 113. Bern u. Stuttgart: Hans Huber 1965.

Udhoji, V. N., M. H. Weil, M. P. Sambhi, and L. Rosoff: Hemodynamic studies on clinical shock associated with infection. Amer. J. Med. **34**, 461 (1963).

Vick, J. A.: Endotoxin shock in the primate: Treatment with phenoxybenzamine. J. clin. Invest. **43**, 279 (1964).

Waisbren, B. A.: Gram-negative shock and endotoxin shock. Amer. J. Med. **36**, 819 (1964).

Wardener, H. E. de: The kidney. London: J. & A. Churchill Ltd. 1963.

Weil, M. H., and H. Shubin: Diagnosis and treatment of shock. Baltimore: Williams & Wilkins Comp. 1967.

— —, and M. Biddle: Shock caused by gram-negative microorganisms. Analysis of 169 cases. Ann. intern. Med. **60**, 384 (1964).

— — V. N. Udhoji, and L. Rosoff: Effects of vasopressor agents and corticosteroid hormones in endotoxin shock. In: L. C. Mills and J. H. Moyer, Shock and hypotension. Pathogenesis and treatment, p. 470. New York and London: Grune & Stratton 1965.

Wells, J. D., E. G. Margolin, and E. A. Gall: Renal cortical necrosis. Clinical and pathologic features in twenty-one cases. Amer. J. Med. **29**, 257 (1960).

Pathologisch-anatomische Demonstration zur intravasalen Gerinnung und Fibrinolyse

U. Bleyl *

Das Syndrom der akuten Defibrinierung im Rahmen einer generalisierten Verbrauchskoagulopathie bei Chorionamnionitis ist gekennzeichnet durch eine komplexe Störung der Hämostase, verbunden mit einem akut auftretenden Verlust an intravasalem Fibrinogen. Charakteristisches morphologisches Äquivalent der komplexen Hämostasestörung ist die hämorrhagische Diathese. Diese hämorrhagische Diathese kann bedingt sein

1. durch eine überschießende generalisierte intravasale Aktivierung von Prothrombin zu Thrombin mit konsekutiver proteolytischer Umwandlung des plasmatischen Fibrinogens in hochpolymeres Fibrin unter Verbrauch der Gerinnungsfaktoren II, V, VIII und XIII, unter Verbrauch des Antithrombin III und unter Anstieg der Antiblutthrombokinase-Aktivität. Morphologisches Indiz dieser generalisierten

* Institut für allgemeine Pathologie und pathologische Anatomie der Universität Heidelberg.

Mit Unterstützung der Deutschen Forschungsgemeinschaft (Schwerpunktprogramm „Schwangerschaftsverlauf und Kindesentwicklung").

Abb. 1. Kaninchen, Niere. Generalisiertes Sanarelli-Shwartzman-Phänomen mit Ausbildung fibrinreicher intravasaler Präcipitate in nahezu sämtlichen Glomerula der Nierenrinde. Tötung des Tieres 4 Std nach auslösender Injektion von Esch. coli bei 24stündigem Intervall. Mikrophotogramm 1:25 (nachvergrößert)

Abb. 2. Kaninchen, Niere. Detail aus Abb. 1. Generalisierte intravasale Gerinnung mit subtotaler Verlegung der glomerulären Capillaren durch fibrinreiche intravasale Präcipitate. Mikrophotogramm 1:250 (nachvergrößert)

Abb. 3. Kaninchen, Leber. Disseminierte intravasale Fibrinpräcipitate in den Sinusoiden der Leberläppchen. Aktivierung der v. Kupfferschen Sternzellen. Mikrophotogramm 1:40 (nachvergrößert)

Abb. 4. Kaninchen, Milz. Generalisiertes Sanarelli-Shwartzman-Phänomen. Fibrinreiche intravasale Präcipitate in den ektatischen Sinusoiden der roten Pulpa. Tötung des Tieres 4 Std nach auslösender Injektion von Esch. coli nach 24stündigem Intervall. Mikrophotogramm 1:400 (nachvergrößert)

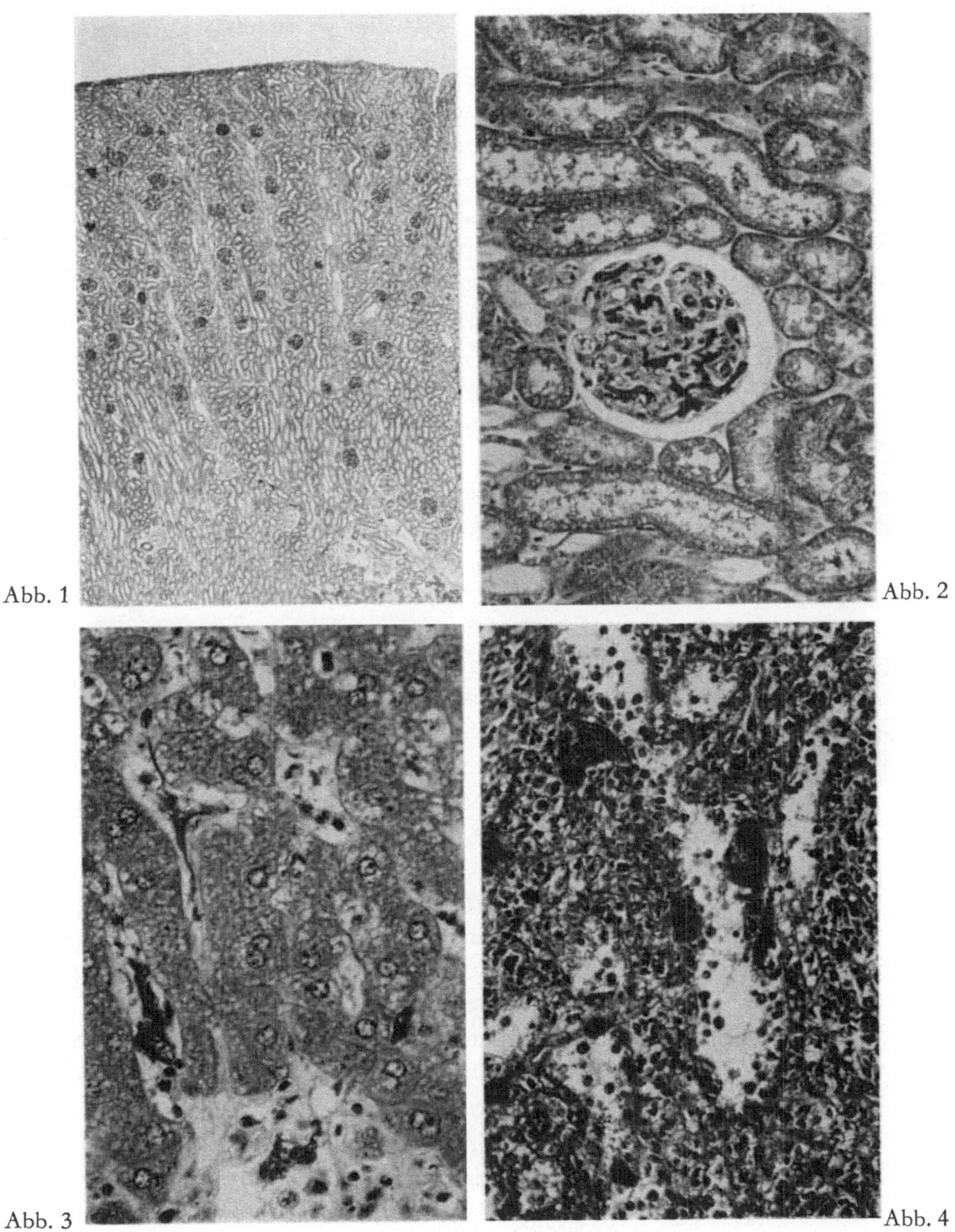

Abb. 1

Abb. 2

Abb. 3

Abb. 4

Abb. 1—4 (Legenden s. S. 56)

intravasalen Gerinnung wäre — erfolgt die morphologische Untersuchung rechtzeitig — das ubiquitär auftretende intravasale Fibrinpräcipitat.

Die hämorrhagische Diathese kann indessen auch bedingt sein

2. durch eine überschießende generalisierte intravasale Aktivierung von Plasminogen zu Plasmin mit konsekutiver generalisierter proteolytischer Verdauung von Fibrinogen als einem fakultativen Substrat des Plasmins. Die isolierte Hyperfibrinogenolyse ist theoretisch möglich, praktisch indessen außerordentlich selten. Die bei weitem überwiegende Mehrzahl klinischer Fälle mit Hyperfibrinolyse bei Chorionamnionitis resultiert aus einer Kombination einer generalisierten intravasalen Gerinnung mit einer im Gefolge dieser Gerinnung auftretenden generalisierten intravasalen Hyperfibrinolyse. Die resultierende hämorrhagische Diathese ist somit

3. ein Summationseffekt aus überschießender intravasaler Aktivierung von Prothrombin zu Thrombin und überschießender intravasaler Aktivierung von Plasminogen zu Plasmin. Charakteristisches morphologisches Substrat dieser Kombinationsform wäre — eine frühzeitige morphologische Untersuchung vorausgesetzt — das fibrinolytisch angedaute intravasale Fibringerinnsel.

Die vorliegende patho-anatomische Demonstration sieht ihre Aufgabe darin,

1. an Hand einiger weniger tierexperimenteller Befunde zum typischen Sanarelli-Shwartzman-Phänomen zunächst morphologische Äquivalentbilder einer modellhaft ablaufenden intravasalen Gerinnung aufzuzeigen, sodann

2. vor dem Hintergrund der tierexperimentellen Modellbefunde morphologische Symptome für eine stattgehabte intravasale Gerinnung bei der menschlichen Chorionamnionitis als einem Sonderfall des Shwartzman-Äquivalentes zu erarbeiten,

3. über morphologische Indizien einer im Gefolge der intravasalen Gerinnung bei Chorionamnionitis auftretenden generalisierten intravasalen Hyperfibrinolyse zu berichten, und schließlich

4. zu versuchen, zur Frage einer generalisierten Gerinnung im fetalen Organismus bei Chorionamnionitis und mütterlicher Verbrauchskoagulopathie Stellung zu nehmen.

Morphologische Äquivalente einer stattgehabten intravasalen Gerinnung beim tierexperimentellen Sanarelli-Shwartzman-Phänomen sind *dann* außerordentlich vielschichtig, wenn neben dem Fibrinogen als dem unmittelbaren Substrat der proteolytischen Thrombinaktivität auch die Folgen der die Gerinnung begleitenden thrombin-abhängigen Verbrauchsreaktion in die morphologischen Untersuchungen einbezogen werden. Dabei unterscheiden sich die durch die präparierende Injektion Shwartzman-aktiver Keime hervorgerufenen patho-anatomischen Veränderungen von denen nach auslösender Injektion weniger qualitativ als quantitativ. Charakteristisches morphologisches Substrat der intravasalen Gerinnung ist sowohl bei der präparierenden als auch bei der auslösenden Injektion das fibrinreiche intravasale Präcipitat. Bei der auslösenden Injektion begegnet man diesem Fibrinpräcipitat gleichsam auf Schritt und Tritt: in den glomerulären Capillaren der Niere vor allem (Abb. 1—2), kaum weniger häufig in den Sinusoiden von Leber (Abb. 3) und Milz (Abb. 4), mit einiger Regelmäßigkeit in den Capillaren, Venolen und Venen der Lunge, aber auch in inkretorischen Organen, im Gastro-Intestinaltrakt, im Gehirn, in der Haut. Bei der präparierenden Injektion muß man Fibrinpräcipitate dagegen suchen. Hier finden sie sich mitunter in der Lunge, vereinzelt in Leber (Abb. 5) und Milz, zuweilen in den intertubulären Capillaren der Niere (Abb. 6), so gut wie nie im glomerulären Wunderknäuel. Dennoch: die Häufigkeit des Nachweises intravasaler Fibrinpräcipitate nach präparierender Injektion steigt mit der Sorgfalt der Suche nach ihnen.

Als Ausdruck der generalisierten überschießenden intravasalen Thrombin-Aktivierung lassen sich auch die nach präparierender und auslösender Injektion Shwartzman-aktiver Keime oder ihres Endotoxins so typischen intravasalen Thrombocytenaggregate (Abb. 7) interpretieren, die sich bei präparierender wie auslösender Injektion einigermaßen konstant in den Sinusoiden der Milz, in den Gefäßen der Leber sowie in der Blutbahn der Lungen erfassen lassen. In der Summation intravasaler Fibrinpräcipitation, Thrombocytenaggregation mit grober qualitativer Störung der in der Blutbahn verbleibenden Thrombocyten und Faktorenverbrauch wird die ursächlich vorgeschaltete proteolytische Thrombin-Aktivität schließlich zur Causa proxima des Zusammenbruchs der Hämostase. Auch hier scheinen sich nach präparierender und auslösender Injektion im Prinzip gleichgerichtete, wenn auch in ihrem Wirkungsgrad eklatant sich unterscheidende Vorgänge abzuspielen. Die routinemäßige Untersuchung bestimmter Prädilektionsorte — des lymphgefäßreichen perirenalen Fettgewebes, des Sinusfettgewebes in der Umgebung der Nierenkelche (Abb. 8), aber auch der Serosa von Leber und Milz (Abb. 9) — nach präparierender Injektion lehrt, daß bereits die Erstinjektion zu einer gesteigerten

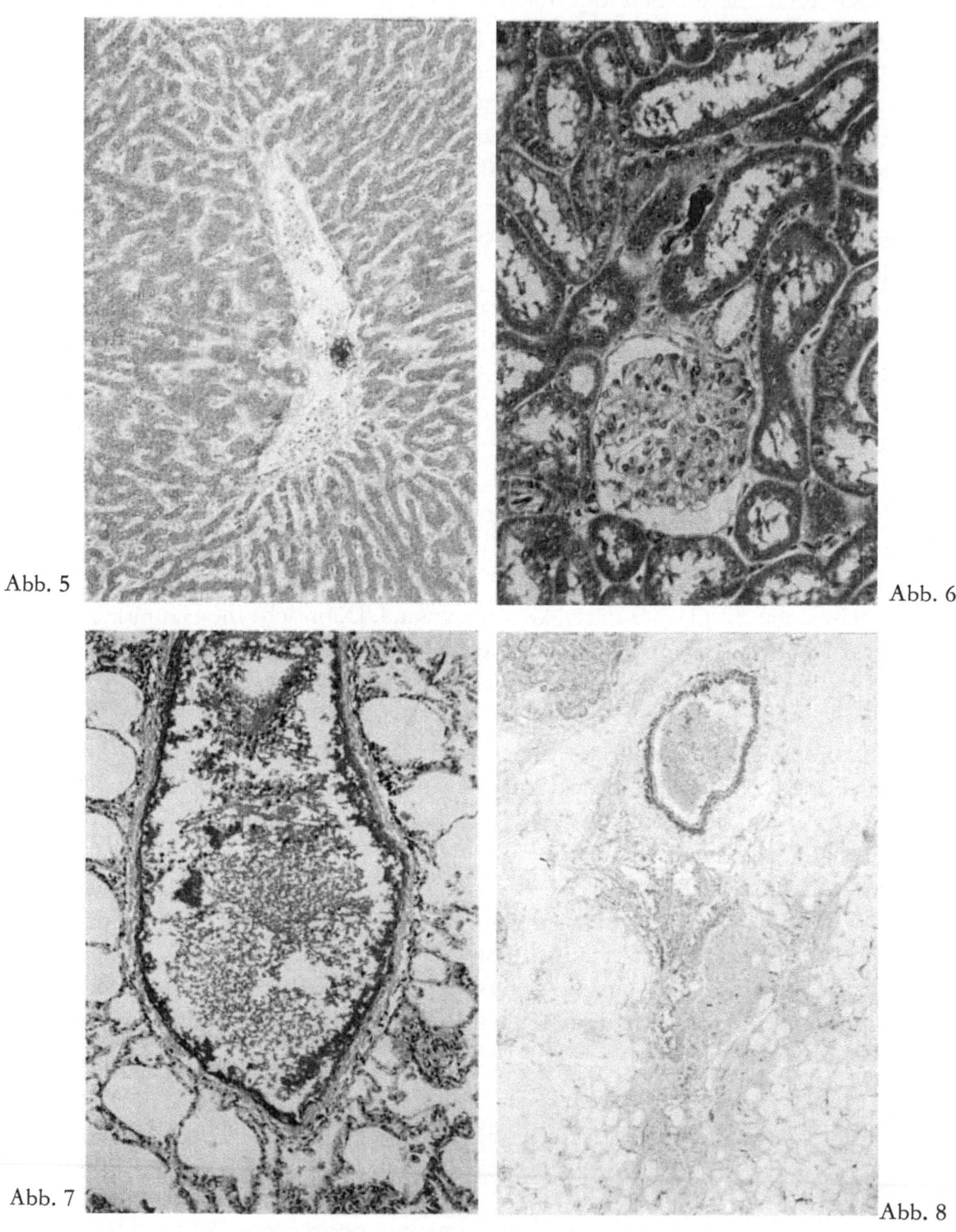

Abb. 5

Abb. 6

Abb. 7

Abb. 8

Abb. 5—8 (Legenden s. S. 62)

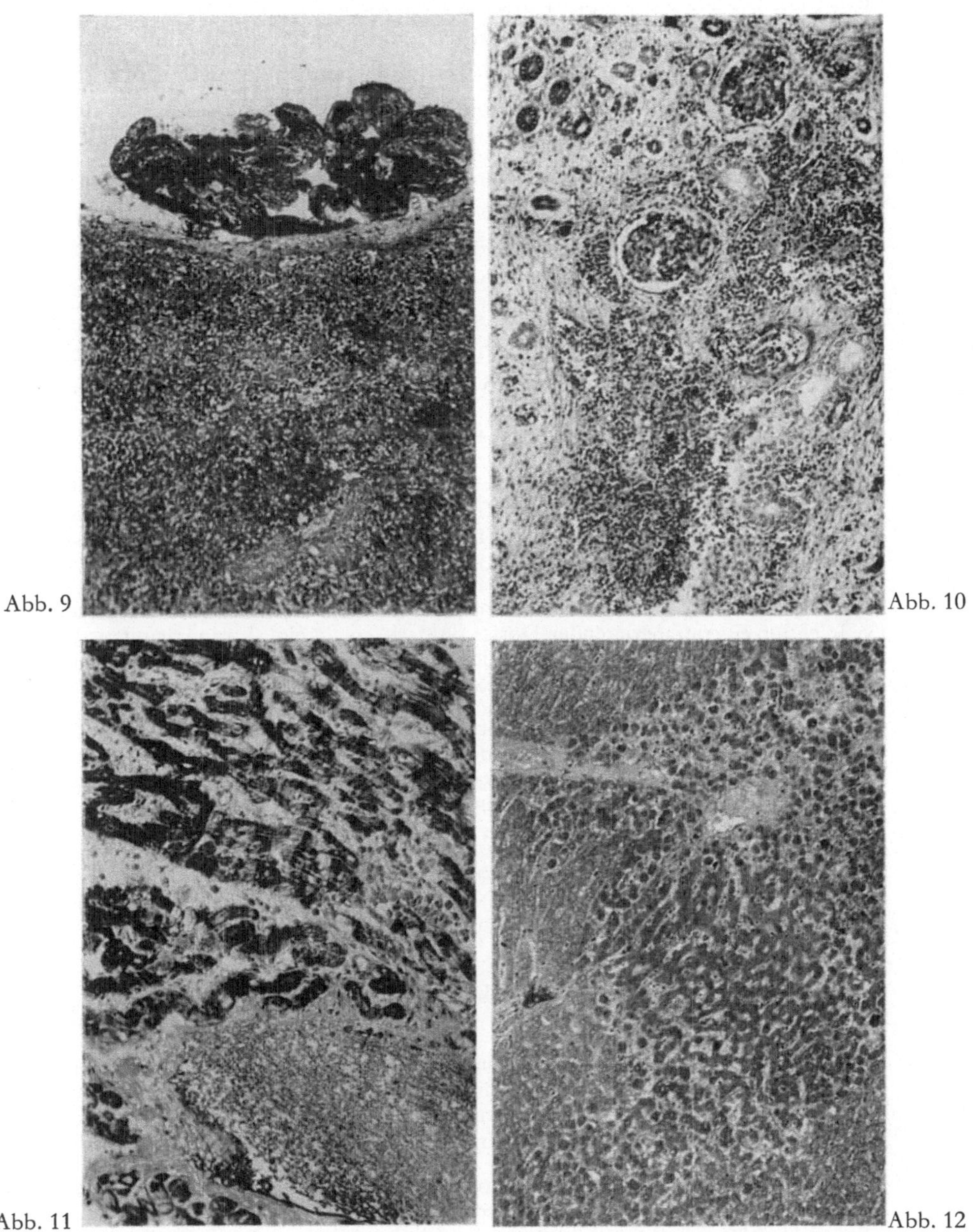

Abb. 9

Abb. 10

Abb. 11

Abb. 12

Abb. 9—12 (Legenden s. S. 62)

Permeabilität der Gefäßwand mit Extravasation plasmatischer — auch gerinnungsaktiver — Substanzen führen kann, durch die letztlich auch die Lymphbahnen an der generalisierten intravasculären Gerinnung beteiligt sind. Diese Schlußfolgerung korrespondiert mit Befunden von Nolf und Adant (1954), die nach intravenöser Thrombininfusion mit reaktiver intravasaler Defibrinierung eine Vermehrung des Lymphflusses beobachteten, wobei jedoch Fibrinogen in dieser Lymphe stark abnahm. Ungleich stärker allerdings wird die Gefäßpermeabilität gesteigert nach der Erfolgsinjektion, wenn sich Gefäßdurchlässigkeit, Capillarfragilität und Endotoxinschock kombinieren und potenzieren. Charakteristisches morphologisches Substrat sind dann massive Hämorrhagien (Abb. 10). Werden Schock und Blutung überlebt, so

---

Abb. 5. Kaninchen, Leber. Isoliertes fibrinreiches intravasales Präcipitat am Endothel einer sublobulären Vene bei fehlender Fibrinpräcipitation im Bereich der sinusoidalen Gefäße. Tötung des Tieres 4 Std nach Injektion einer präparierenden Dosis von Esch. coli. Mikrophotogramm 1:80 (nachvergrößert)

Abb. 6. Kaninchen, Niere. Isoliertes intertubuläres Fibrinpräcipitat 4 Std nach i.v. Injektion einer präparierenden Dosis von Esch. coli. Keine Fibrinpräcipitation im Bereich der glomerulären Nierencapillaren (als Ausdruck einer fibrinolytischen Abräumreaktion?). Mikrophotogramm 1:250 (nachvergrößert)

Abb. 7. Kaninchen, Lunge. Disseminierte intravasale Thrombocyten-Aggregate bei generalisierter intravasaler Gerinnung. Generalisiertes Sanarelli-Shwartzman-Phänomen. Tötung des Tieres 4 Std nach Injektion einer auslösenden Dosis von Esch. coli. Mikrophotogramm 1:120 (nachvergrößert)

Abb. 8. Kaninchen, Niere. Extravasation plasmatischer Substanzen mit Fibrinpräcipitation in den Lymphbahnen des Sinusfettgewebes der Nieren. Links oben im Bild tubuläre Formationen des Nierenmarkes. Generalisiertes Sanarelli-Shwartzman-Phänomen. Mikrophotogramm 1:40 (nachvergrößert)

Abb. 9. Kaninchen, Milz. Extravasation plasmatischer Substanzen mit Fibrinpräcipitation auf der Milzkapsel. Generalisiertes Sanarelli-Shwartzman-Phänomen. Mikrophotogramm 1:120 (nachvergrößert)

Abb. 10. Kaninchen, Niere. Herdförmige Blutungen in das Nierenparenchym nach Auslösung eines generalisierten Sanarelli-Shwartzman-Phänomens mit generalisierter intravasaler Gerinnung. Mikrophotogramm 1:120 (nachvergrößert)

Abb. 11. Kaninchen, Herzmuskel. Fortgeschrittene Nekrobiose und Nekrose des Herzmuskels mit beginnender resorptiv-zelliger Infiltration des Interstitiums 4 Std nach auslösender Injektion von Esch. coli. Generalisiertes Sanarelli-Shwartzman-Phänomen. Mikrophotogramm 1:250 (nachvergrößert)

Abb. 12. Kaninchen, Leber. Landkartenartig begrenzte, herdförmige Parenchymnekrose 4 Std nach Auslösung eines generalisierten Sanarelli-Shwartzman-Phänomens. Mikrophotogramm 1:80 (nachvergrößert)

resultieren schließlich massive Herdnekrosen in den verschiedenen Organen, bevorzugt in der Niere, kaum seltener in der Leber, in der Milz, in der Lunge und im Myokard (Abb. 11—12).

Aus der voraufgegangenen Demonstration patho-anatomischer Äquivalentbilder einer generalisierten intravasalen Gerinnung im Rahmen des tierexperimentellen Sanarelli-Shwartzman-Modells mag verständlich werden, daß es nicht die gesteigerte intravasale Thrombin-Aktivierung ist, durch die sich Präparierung und Auslösung in ihrer patho-physiologischen Reaktion auf die experimentelle Noxe unterscheiden, sondern daß diese patho-physiologische Reaktion maß- und richtunggebend bestimmt wird 1. durch die Blockade des RES im Gefolge der präparierenden Injektion und 2. durch das Ausmaß einer reaktiven Fibrinolyse-Aktivierung. Über Bedeutung und Problematik der Blockade des RES wurde in den voraufgehenden Referaten berichtet. Die Blockade des RES ist offenbar — wenn auch nicht unwidersprochen — in der Gravidität physiologisch gegeben. Zum anderen geht die Gravidität nicht nur mit einer Zunahme der Plättchenzahl, mit einem Anstieg des Fibrinogenspiegels im Plasma sowie mit einer Vermehrung des Prothrombin-Komplexes und des Prokonvertin (McKay, 1963) einher, sondern ist überdies charakterisiert durch eine zusätzliche Verminderung des Gehaltes an Plasminogen und die Aktivitätszunahme eines Plasmin-Inhibitors. Aus der Summe dieser Faktoren resultiert in der Gravidität eine verzögerte Lyse- und Abräumreaktion. Das patho-anatomische Bild der generalisierten intravasalen Gerinnung in der Schwangerschaft entspricht unter diesen Bedingungen bereits nach einmaliger Endotoxineinschwemmung in die mütterliche Blutbahn im Rahmen einer Chorionamnionitis weitgehend dem tierexperimentellen Modell nach auslösender Endotoxin-Injektion.

Eine 28jährige Frau erkrankte nach vorzeitigem Blasensprung mit Fieber- und Schüttelfrost unter der Geburt eines intrauterin abgestorbenen Kindes. Bei der histologischen Untersuchung der Placenta (SN 904/65) fanden sich ausgedehnte entzündlich-zellige Infiltrate in der chorialen Deckplatte, das Bild einer Chorionamnionitis (Abb. 13). In der unmittelbaren Postpartalperiode der Mutter trat eine generalisierte Störung der Hämostase mit Anurie auf. Die Mutter verstarb im protrahierten Schock. Bei der Obduktion (SN 903/65) zeigten sich als Ausdruck der generalisierten intravasculären Gerinnung ausgedehnte Fibrinpräcipitate in den Capillaren der Lunge (Abb. 14), des Herzmuskels, des Pankreas sowie in den meningealen und intracerebralen Gefäßen des Gehirns (Abb. 15), Thrombocytenaggregate

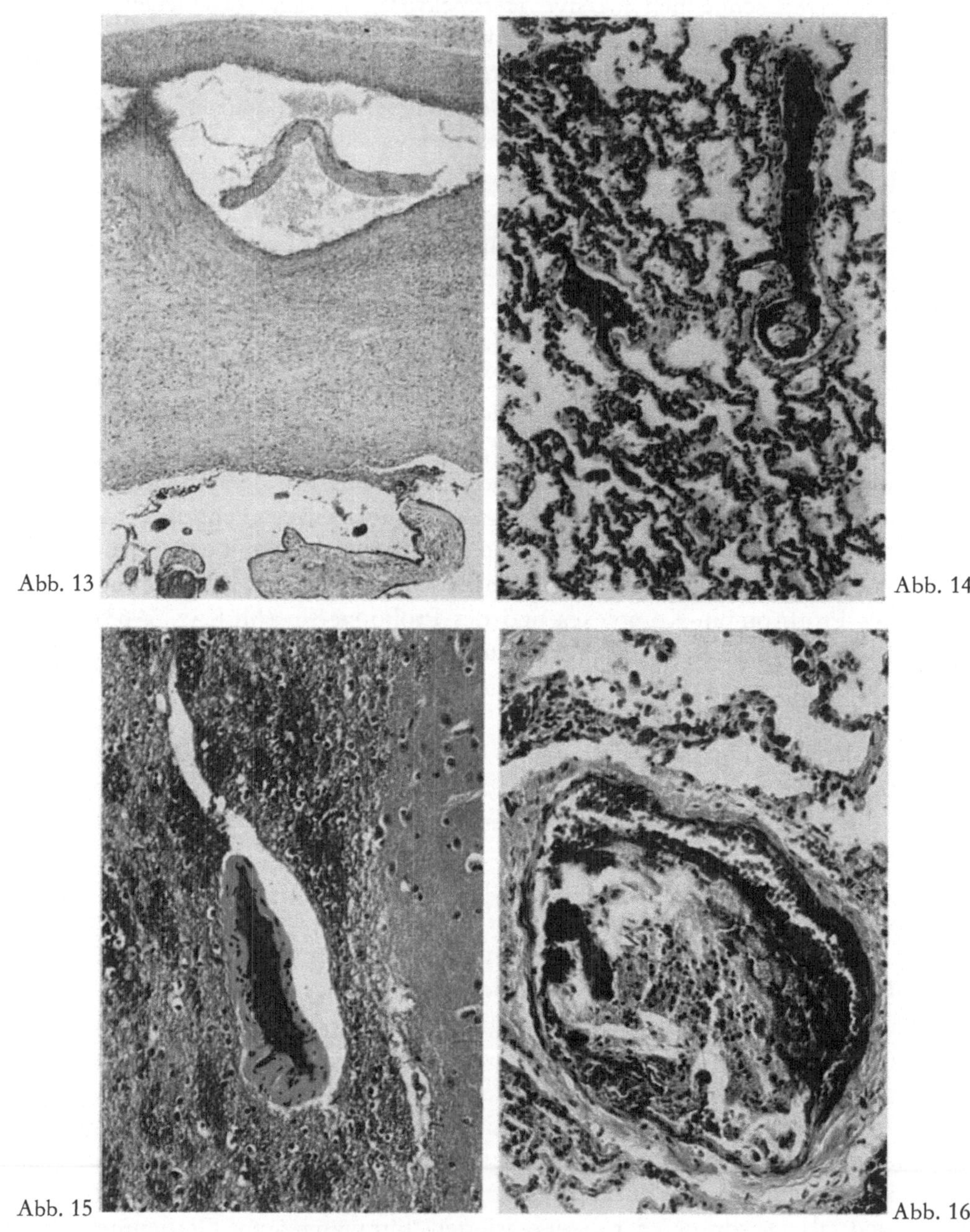

Abb. 13

Abb. 14

Abb. 15

Abb. 16

Abb. 13—16 (Legenden s. S. 66)

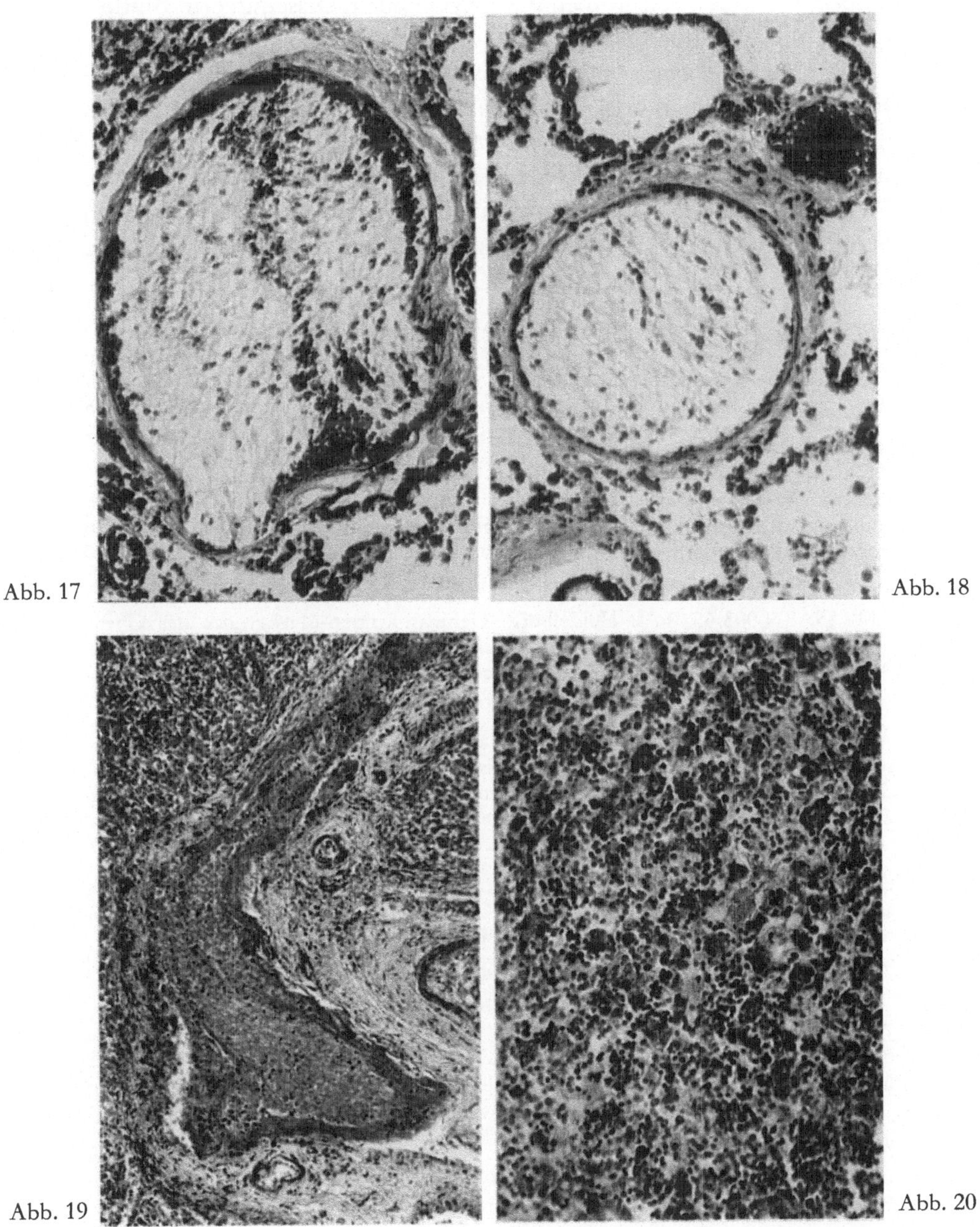

Abb. 17

Abb. 18

Abb. 19

Abb. 20

Abb. 17—20 (Legenden s. S. 66)

fanden sich vereinzelt in meningealen Gefäßen. Disseminierte Blutungen in die Organparenchyme ergänzten das pathoanatomische Bild.

Die human-pathologischen Befunde sind als Ausdruck einer generalisierten Aktivität von Thrombin zu werten und entsprechen bis in das Detail dem *patho-anatomischen Substrat* des tierexperimentellen Sanarelli-Shwartzman-Modells, der *generalisierten intravasalen Gerinnung*.

Bereits klinischerseits waren in dem dargestellten Fall jedoch Spindelformen im Thrombelastogramm beobachtet worden, die

---

Abb. 13. SN 904/65, P. I. Heidelberg. Menschliche Placenta. Ausgedehnte entzündliche Infiltration der chorialen Deckplatte und des angrenzenden intervillösen Fibrinoids bei Chorionamnionitis nach vorzeitigem Blasensprung. Verbrauchs- und Lysekoagulopathie des mütterlichen Organismus. Mikrophotogramm 1:25 (nachvergrößert)

Abb. 14. SN 903/65, P. I. Heidelberg. 27jährige II-para, II-gravida. Lunge. Generalisierte intravasale Gerinnung mit subtotaler Obliteration der kleineren Lungengefäße und interalveolären Capillaren. Verbrauchskoagulopathie nach vorzeitigem Blasensprung und Chorionamnionitis. Mikrophotogramm 1:80 (nachvergrößert)

Abb. 15. SN 903/65, P. I. Heidelberg. Gehirn. Rinden-Markgrenze des Gyrus postcentralis. Obliterierendes fibrinreiches intravasales Gerinnsel in einer kleinen Arterie mit starker Erweiterung des Virchow-Robinschen Raumes. Mikrophotogramm 1:160

Abb. 16. SN 903/65, P. I. Heidelberg. Lunge. Bandartig gewundene und fädigschollige fibrinreiche intravasale Präcipitate bei beginnender fibrinolytischer Andauung der intravasalen Gerinnsel. Generalisierte intravasale Fibrinolyse nach Verbrauchskoagulopathie bei vorzeitigem Blasensprung und Chorionamnionitis. Mikrophotogramm 1:160 (nachvergrößert)

Abb. 17. SN 903/65. P. I. Heidelberg. Lunge. Fortgeschrittene Fibrinolyse mit subtotaler Auflösung des intravasalen Gerinnsels unter Persistenz eines grobmaschigen Fibrinrestgerüstes. Generalisierte intravasale Fibrinolyse nach Verbrauchskoagulopathie bei vorzeitigem Blasensprung und Chorionamnionitis. Mikrophotogramm 1:160 (nachvergrößert)

Abb. 18. SN 903/65, P. I. Heidelberg. Lunge. Vom Rande her einsetzende fibrinolytische Zerstörung des grobmaschigen Fibrinrestgerüstes. Generalisierte intravasale Verbrauchs- und Lysekoagulopathie nach vorzeitigem Blasensprung und Chorionamnionitis. Mikrophotogramm 1:160 (nachvergrößert)

Abb. 19. SN 320/67, P. I. Heidelberg. Infans mortuus (1. Zwilling). Milz. Intravasale fibrinreiche Gerinnsel bei Chorionamnionitis durch Esch. coli im Bereich der zugehörigen Placenta (dichoriale, diamniotische Zwillingsschwangerschaft). Mikrophotogramm 1:120 (nachvergrößert)

Abb. 20. SN 320/67, P. I. Heidelberg. Infans mortuus (1. Zwilling). Leber. Disseminierte fibrinreiche intravasale Präcipitate in den fetalen Lebersinusoiden bei ausgedehnter extramedullärer Blutbildung. Mikrophotogramm 1:160 (nachvergrößert)

Thrombinzeit war im Sinne der Wirkung des Antithrombin VI von
NIEWIAROWSKI und KOWASLKI (1958) prolongiert. In der Annahme,
die generalisierte intravasale *Gerinnung* im Gefolge der generalisierten Aktivität von Thrombin sei von einer generalisierten intravasalen
Hyperfibrinolyse begleitet, wurde Epsilonaminocapronsäure appliziert.
Plasmathrombinzeit und Thrombelastogramm ließen nach dieser
Medikation $2^1/_2$ und 1 Std vor dem Tode keine Anzeichen einer fort-
bestehenden generalisierten intravasalen Plasminaktivität mehr erkennen. Die feingewebliche Untersuchung der größeren Lungenarte-
rien zeigte indessen auch nach dem Tode — begünstigt durch die
Epsilonaminocapronsäure-Applikation und ihren gleichsam fixieren-
den Effekt auf die fibrinolytisch angedauten Gerinnsel — noch Indizien einer stattgehabten intravasalen Fibrinolyse: Die Fibringerinnsel waren schollig zerfallen (Abb.16), die angedauten Fibrinschollen
aus den Maschen eines feinlamellären Fibringerüstes ausgewaschen
(Abb. 17), die Thrombocytenaggregate waren sedimentiert, schließlich
war auch das feinlamelläre Fibringerüst vom Rande her fibrinolytisch
angedaut und aufgebrochen (Abb. 18). In Kenntnis der laborchemi-
schen und klinischen Daten zum Verlauf der generalisierten intravasalen Verbrauchsreaktion sind die im Bild demonstrierten Befunde
morphologischer Ausdruck einer überschießenden intravasalen Plasminogen-Aktivierung im Gefolge einer generalisierten intravasalen
Gerinnung mit Verbrauchskoagulopathie bei Chorionamnionitis
(KUHN et al., 1966; GRAEFF et al., 1967). Sie dokumentieren patho-
anatomisch das *fibrinolytisch angedaute intravasale Fibringerinnsel nach
sekundärer Hyperfibrinolyse*.

Diese human-pathologischen Befunde haben in Untersuchungen
von MCKAY et al. (1966) eine wesentliche experimentelle Ergänzung
gefunden. Die Autoren konnten zeigen, daß niedrige Endotoxindosen nur zu einem diskreten Plasminogen-Verbrauch durch Aktivierung zu Plasmin führen und intravasale Thromben konsekutiv nur
einer unwesentlichen fibrinolytischen Andauung unterliegen. Hohe
Endotoxindosen induzieren dagegen einen nahezu schlagartigen und
maximalen Plasminogen-Verbrauch durch Aktivierung zu Plasmin
und demzufolge eine wesentlich stärkere und anhaltendere fibrinolytische An- und Verdauung fibrinreicher intravasaler Präcipitate.
MCKAY sieht in dieser maximalen Plasminogen-Aktivierung die Ursache dafür, daß sich intravasale Gerinnsel nach generalisierter intravasaler Gerinnung und Verbrauchskoagulopathie nicht selten dem —
postmortalen — morphologischen Nachweis entziehen, zumal die

5*

proteolytische Aktivität auch post finem vitae intravasal voll wirksam bleibt. Eine mangelhafte Fibrinstabilisierung infolge eines Faktor XIII-Verbrauchs könnte theoretisch eine weitere Voraussetzung für die nicht selten vergebliche Suche des Morphologen nach generalisierten intravasalen Gerinnseln bei stattgehabter Verbrauchskoagulopathie darstellen (LASCH, 1967).

Wenn wir die im Gefolge einer Chorionamnionitis mit Shwartzman-aktiven Keimen beim Menschen auftretende Verbrauchskoagulopathie als Äquivalent einer tierexperimentellen Sanarelli-Shwartzman-Reaktion anerkennen, so erhebt sich die Frage, ob diese Chorionamnionitis auch zu einem Shwartzman-Äquivalent beim in utero verbliebenen *fetalen Organismus* führen kann. Theoretisch lassen sich für den intrauterinen Fruchttod des fetalen Organismus bei Chorionamnionitis drei pathogenetisch unterschiedliche Reaktionsformen denken:

1. Der fetale Organismus stirbt infolge des endotoxinbedingten Kreislaufschocks der Mutter unter dem Bilde einer intrauterinen Asphyxie ab, ohne selbst eine intravasale Gerinnung zu erleiden.

2. Die Placenta reagiert nach stattgehabter Endotoxin-Einschwemmung in die materne Blutbahn als Membranen- und Schrankenorgan gleichsinnig mit den maternen Endothelschranken und gestattet damit den transplacentaren Übertritt von Endotoxin oder gerinnungsaktiven

---

Abb. 21. SN 320/67, P. I. Heidelberg. Nebenniere. Teils schollige, teils fädig-fetzige fibrinreiche Präzipitate mit umschriebenen Blutungen im Bereich der Nebennierenrinde des Infans mortuus (1. Zwilling). Mikrophotogramm 1:250 (nachvergrößert)

Abb. 22. SN 320/67, P. I. Heidelberg. Niere. Breitflächige Blutungen (hämorrhagische Diathese?) in das Sinusfettgewebe der Nieren des Infans mortuus (1. Zwilling) nach Chorionamnionitis durch Esch. coli in der zugehörigen Placenta und ihren Häuten. Mikrophotogramm 1:40 (nachvergrößert)

Abb. 23. SN 321/67, P. I. Heidelberg. Placenta des 2., erst 10 min post partum verstorbenen Zwillings. Ausgedehnte, mehrzeitig entstandene Zottenhämorrhagien mit partieller Ausbleichung der Erythrocyten und Hämosiderin-Speicherung in einem Teil der benachbarten Hofbauer-Zellen bei fehlender entzündlicher Infiltration der chorialen Deckplatte und der Placentazotten dieses 2. Mutterkuchens (dichoriale, diamniotische Zwillingsschwangerschaft). Mikrophotogramm 1:160

Abb. 24. SN 321/67, P. I. Heidelberg. Placenta des 2. Zwillings. Disseminiertes fibrin- und thrombocytenreiches Gerinnsel in einem placentaren Stammzottengefäß bei Chorionamnionitis der Placenta und der Eihäute des 1. Zwillings. Mikrophotogramm 1:120 (nachvergrößert)

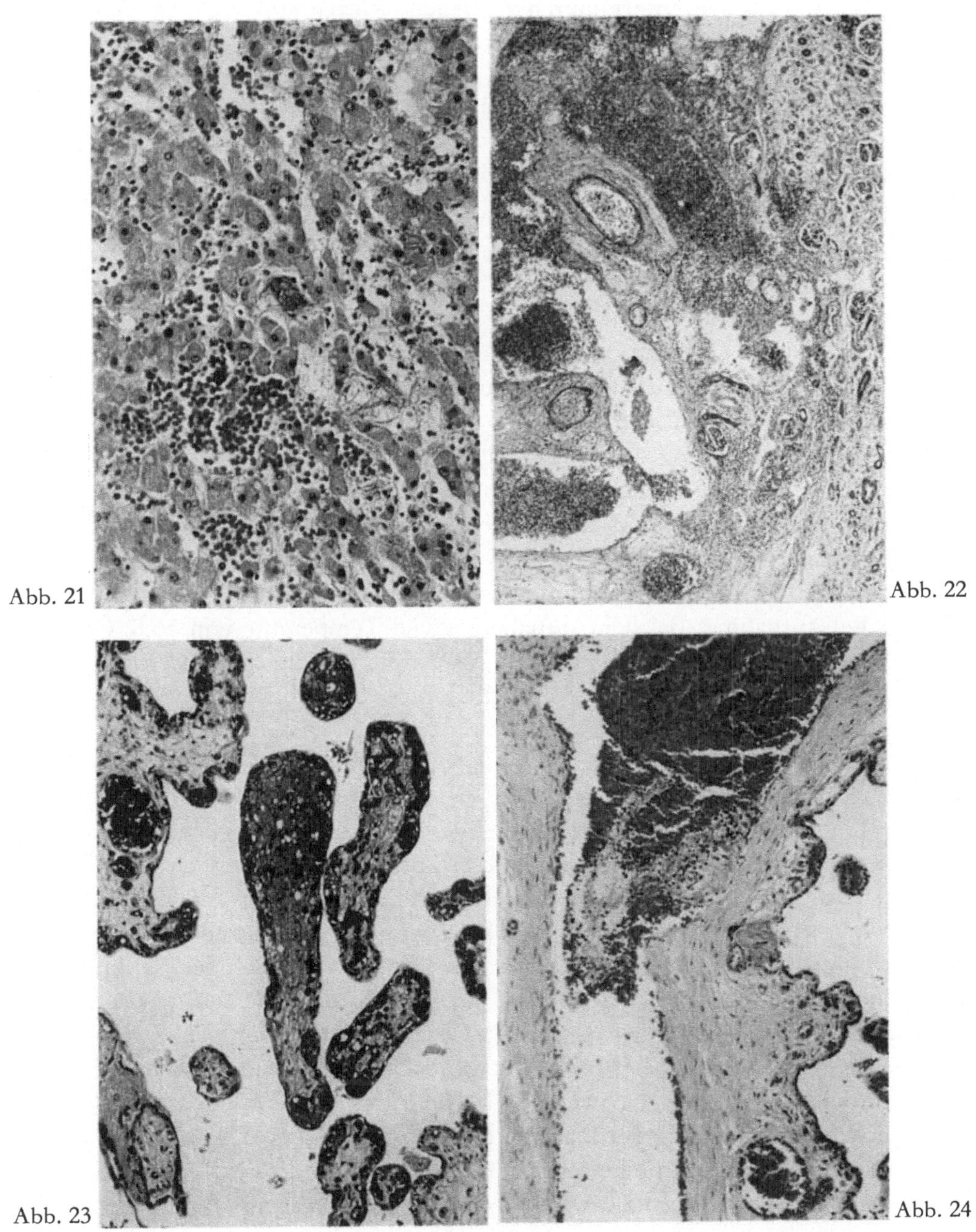

Abb. 21   Abb. 22

Abb. 23   Abb. 24

Abb. 21—24 (Legenden s. S. 68)

Faktoren aus dem Intervillum in die fetalen Zottencapillaren. An diese Möglichkeit muß gedacht werden, seitdem McKell et al. (1960) eine Herabsetzung der Barrierenfunktion der Placenta nach Applikation bakteriellen Endotoxins beim Kaninchen beobachtet haben.

3. Die Chorionamnionitis führt im fetalen Organismus unabhängig von der generalisierten intravasalen Gerinnung des mütterlichen Organismus prä- oder postponiert zu einem fetalen Sanarelli-Shwartzman-Äquivalent in utero, indem Shwartzman-aktive Keime von Chorion und Amnion aus direkt in die fetalen Gefäße eingeschwemmt werden. Dabei könnten — wie in den zwei Fällen von Bohle (1960) — Mutter und Kind einerseits gleichsinnig erkranken, die Chorionamnionitis könnte zum anderen aber auch zu einer isolierten generalisierten intravasalen Gerinnung im fetalen Organismus ohne gleichsinnige Erkrankung der Mutter führen.

Eine dieser Möglichkeiten soll in einem abschließenden Fall demonstriert werden: 25jährige Primipara im IV.—V. Schwangerschaftsmonat. Wegen plötzlichen Wehenbeginns bei Zwillingsschwangerschaft und vorzeitigem Blasensprung einer Fruchtblase erfolgte Klinikaufnahme. Bei der Aufnahme axiale Temperatur von 36,8° C. Knapp 2 Std nach Aufnahme künstliche Sprengung der zweiten Fruchtblase — es handelte sich um eine dichoriale diamniotische Zwillingsschwangerschaft — und Entwicklung eines männlichen Infans mortuus aus II. unvollkommener Fußlage. Die Sprengung der zweiten Fruchtblase hatte mithin zunächst die Geburt des ersten, nach vorzeitigem Blasensprung intrauterin abgestorbenen Zwillings induziert. Noch während der Entwicklung dieser Totgeburt tritt plötzlich Schüttelfrost auf, verbunden mit axialem Temperaturanstieg auf 38,5° C. 5 min nach dem ersten Schüttelfrost Spontangeburt eines männlichen Frühgeborenen, das 10 min später verstirbt. $1^1/_2$ Std nach der Geburt liegt die mütterliche Temperatur bei 39,3° C. Gerinnungsanalytisch läßt sich nur eine 50%ige Erniedrigung des Faktor V erfassen. *Laborchemische und klinische Diagnose:* Verbrauchskoagulopathie sub partu. Im Scheidenabstrich Nachweis von Escherichia coli. Bei der feingeweblichen Untersuchung der Placenta des Infans mortuus (SN 320/67) — es handelte sich um eine zweieiige Schwangerschaft mit dichorialer diamniotischer Placenta *ohne aberrierende Gefäßverbindungen* — findet sich eine ausgeprägte Chorionamnionitis mit entzündlicher Infiltration des Amnion, der chorialen Deckplatte und eines Teiles der Chorionzotten. Überraschend aber der Befund in den fetalen Organen: Ausgedehnte Fibrinpräcipitate in den sinusoiden und größeren Gefäßen der Milz

(Abb. 19), in den Sinusoiden der Leber (Abb. 20), in den Nebennieren (Abb. 21), Fibrinpräcipitate und Thrombocytenaggregate in den fetalen Zottengefäßen der Placenta, auch fernab der entzündlichen Infiltrate in Choriondeckplatte und Chorionzotten, schließlich ausgedehnte Blutungen in das Nierenparenchym (Abb. 22) und Nebennierenblutungen. Die *pathologisch-anatomische Diagnose* für diesen Infans mortuus mußte demzufolge lauten: Chorionamnionitis, generalisierte intravasale Gerinnung mit Verbrauchskoagulopathie in utero, hämorrhagische Diathese.

Bei der pathologisch-histologischen Untersuchung der Organe des zweiten, die Geburt zunächst überlebenden und erst 10 min nach der Geburt verstorbenen Zwillings (SN 321/67) ließ sich dagegen keine intra- oder extrauterin stattgehabte generalisierte intravasale Gerinnung nachweisen, eine hämorrhagische Diathese war nicht festzustellen. Die fetalen Organe zeigten nur das Bild einer dem IV.—V. Schwangerschaftsmonat entsprechenden Unreife. Die mikroskopische Untersuchung von Chorion und Amnion ließ auch keine entzündlichen Infiltrationen der fetalen Eihäute dieses zweiten Zwillings erkennen. Dagegen imponierten die placentaren Zottenkonvolute durch ein allgemeines, mäßig starkes Zottenödem und durch disseminierte ältere und frische Blutungen. Alte ausgelaugte Erythrocyten lagen im interfibrillären Maschenwerk des Zottenstromas, die umgebenden Hofbauer-Zellen waren aktiviert und zeigten eine — wenn auch diskrete — intracytoplasmatische Hämosiderinspeicherung. In enger Nachbarschaft zu solchen älteren Blutungen, aber auch in fernabliegenden Zottenkonvoluten fanden sich massive, z.T. die gesamten Zottenbinnenräume ausfüllende frische Blutungen. Das Stroma solcher Zotten war vielfach nekrotisch, die Fibrocyten, Pericyten und Endothelkerne der fetalen Zotten waren pyknotisch, nur der Plasmoditrophoblast und der vereinzelt partiell noch erhaltene Cytotrophoblast waren sichtbar. Eine entzündliche Durchsetzung der nekrotischen Zottenkonvolute war nicht zu beobachten. In einigen wenigen fetalen Zottengefäßen fanden sich indessen disseminierte fibrinreiche, partiell wandhaftende intravasale Präcipitate und Thrombocytenaggregate.

Die patho-anatomischen Befunde an der Placenta des zweiten Zwillings bedürfen einer Interpretation. Die Chorionamnionitis der Placenta des ersten Zwillings war bei dichorialer, diamniotischer Zwillingsschwangerschaft *nicht* auf die erst unmittelbar vor der Geburt gesprengte Fruchtblase des zweiten Zwillings übergetreten. Bei

fehlender Chorionamnionitis müssen die an dieser zweiten Placenta
erhobenen Befunde aber als *lokaler Ausdruck einer Endotoxineinwirkung*
an den Placentarzotten gedeutet werden. Offenbar ist das Endotoxin
nach Einbruch von der chorialen Deckplatte des ersten Zwillings in
das mütterliche Intervillum dieser ersten Placenta und nach zumindest
einmaliger Passage des mütterlichen Organismus über das mütterliche
Intervillum der zweiten Placenta in die fetalen Zottenkonvolute dieser
zweiten Placenta übergetreten. Morphologisches Äquivalent der
Endotoxin-Kontamination der Placentarzotten dieses zweiten Zwillings sind rezidivierende Zottenblutungen und auf die extra-embryo-
nalen Gefäße der Placenta begrenzte intravasale fibrinreiche Präcipitate ohne leukocytäre Infiltration. Sie dokumentieren das patho-
anatomische Korrelat eines auf die Placenta begrenzten *fetalen lokalen
Sanarelli-Shwartzman-Phänomens* in utero. Gegenüber dem experimentellen Modell eines lokalen Sanarelli-Shwartzman-Phänomens im
adulten Organismus fehlen diesem fetalen Äquivalent nur die leuko-
cytären Infiltrate, was angesichts der noch sehr unreifen Hämatopoiese
des fetalen Organismus im IV.-–V. Schwangerschaftsmonat verständlich ist.

Eine nach vorzeitigem Blasensprung einer Fruchtblase bei dichorialer, diamniotischer Zwillingsschwangerschaft auftretende Chorionamnionitis durch Escherichia coli hatte demnach unter dem Bild
eines fetalen generalisierten Sanarelli-Shwartzman-Äquivalentes mit
generalisierter intravasaler Gerinnung zunächst zum intrauterinen
Fruchttod des ersten Zwillings geführt, ehe nach Endotoxin-Passage
des mütterlichen Organismus in der Placenta des zweiten Zwillings
das Bild eines fetalen lokalen — auf die Placenta beschränkten —
Sanarelli-Shwartzman-Äquivalentes auftrat.

Die stichwortartige Aufzeichnung dieses Falles dokumentiert,
daß die *generalisierte intravasale Gerinnung im fetalen Organismus* durch
Einschwemmung Shwartzman-aktiver Keime oder deren Endotoxin
in die fetale Blutbahn auftreten kann, noch ehe der mütterliche Organismus auf eine Endotoxin-Einschwemmung über das Intervillum
mit einer generalisierten intravasalen Gerinnung und Verbrauchskoagulopathie reagiert (Bleyl und Kuhn, 1968). Als der mütterliche
Schüttelfrost als Symptom der mütterlichen, generalisierten, durch
Thrombin-Aktivierung bedingten Verbrauchskoagulopathie auftrat,
war der erste Zwilling bereits in utero abgestorben, und in der Placenta des zweiten Zwillings hatten sich mehrzeitig entstandene, durch
die Endotoxin-Anflutung induzierte Zottenhämorrhagien mit par-

tieller Zottennekrose als Äquivalente des *fetalen lokalen Sanarelli-Shwartzman-Modells* ausgebildet. Die Mutter hat das Ereignis dank therapeutischer Intervention überlebt.

Literatur

BLEYL, U., u. W. KUHN: Lokales und generalisiertes Sanarelli-Shwartzman-Äquivalent im fetalen menschlichen Organismus. Virchows Arch. path. Anat. **343**, 108—123 (1967).

BOHLE, A.: Beitrag zum Sanarelli-Shwartzman-Phänomen während der Schwangerschaft (vergleichende Untersuchungen an mütterlichen und kindlichen Organen). Verh. dtsch. Ges. Path. **44**, 355—357 (1960).

GRAEFF, H., W. KUHN u. U. BLEYL: Verbrauchskoagulopathie und Lysekoagulopathie bei menschlichen Äquivalenten des Sanarelli-Shwartzman-Phänomens (generalisiertes Shwartzman-Phänomen). Thrombos. Diathes. haemorrh. (Stuttg.) **17**, 144—155 (1967).

KUHN, W., u. H. GRAEFF: Verbrauchskoagulopathie und Lysekoagulopathie bei geburtshilflichen Blutungen. Diagnostik und Therapie. Geburtsh. u. Frauenheilk. **26**, 913 (1966).

LASCH, H.-G.: Das Defibrinierungssyndrom. Vortr. geh. Sept. 1965. St. Moritz, Conference on Thrombosis and Hemorrhage, Int. Committee on Haemostasis and Thrombosis (Manuskript).

— Persönliche Mitteilung.

McKAY, D. G.: Fed. Proc. **22**, 1373 (1963).

— Experimental aspects of the Shwartzman-phenomenon. Proc. Dijkzigt Conference Rotterdam, Excerpta Medica Foundation 1966, p. 55—67.

McKELL, W. M., H. K. HELSETH, and J. G. BRUNSON: Influence of endotoxin on the placental-fetal barrier. Fed. Proc. **19**, 246 (1960).

NIEWIAROWSKI, S., et E. KOWALSKI: Un nouvel anticoagulant dérivé du fibrinogène. Rev. Hémat. **13**, 320 (1958).

NOLF, F., et M. ADANT: La défibrination «in vivo» par injection intra-veineuse de thrombine chez le chien normal ou hépatectomisé. Sang **25**, 193 (1954).

Prophylaktische Maßnahmen
beim septischen Abort

W. Kuhn und H. Graeff *

Zieht man die Bilanz aus den Vorträgen dieses Symposiums und den Angaben der Literatur, so ist festzustellen, daß trotz aller Fortschritte in Diagnostik und Therapie die Prognose des bakteriellen Schocks bei intrauterinen Infektionen in der Schwangerschaft nicht gut ist. Die Letalität ist im Vergleich zu anderen Krankheitsbildern ungewöhnlich hoch. Aus der verfügbaren Literatur ist eine Mortalitätsrate des bakteriellen Schocks von 10—90% zu entnehmen. Diese voneinander abweichenden Angaben sind nicht zuletzt auf Unterschiede in der Definition des bakteriellen Schocks zurückzuführen. Eine Mortalitätsrate des bakteriellen Schocks bei intrauterinen Infektionen in der Schwangerschaft von 50—60% ist jedoch als sicher anzunehmen (Beller, 1967; Shubin u. Mitarb., 1965). Ein nicht unwesentlicher Anteil der gesamten mütterlichen Sterblichkeit ist auf septische Komplikationen zurückzuführen (Barno, 1966; Beller, 1967; Cavanagh u. McLeod, 1966; Douglas u. Beckman, 1966; Douglas u. Mitarb., 1963; Fox, 1967; Goodno u. Mitarb., 1963; Knapp u. Mitarb., 1960; Kubli u. Heller, 1963; Lillehei u. Mitarb., 1965; Moritz u. Thompson, 1966; Niesert u. Schneider, 1964; Speroff, 1966; Webb, 1967). Den Pathomechanismus der vom infizierten Uterus bzw. vom infizierten Uterusinhalt ausgehenden Allgemeininfektion lassen die Abb. 1 und 2 erkennen.

Es handelt sich um das Operationspräparat einer Patientin mit septischem Abort mens III. Der präoperativ irreversibel erscheinende Schock ließ sich durch die Uterusexstirpation noch während der Narkose beseitigen.

Durch die bakteriologische Untersuchung und die Gramfärbung der mikroskopischen Präparate wurde eine Mischinfektion mit Chlostridien und Escherichia coli nachgewiesen. Weite Strecken der Uteruswand sind nekrotisch, die Lumina der Venen und Lymphgefäße sind gefüllt mit Bakterien. Die direkte Kommunikation zwischen den

---

* Universitäts-Frauenklinik Heidelberg.

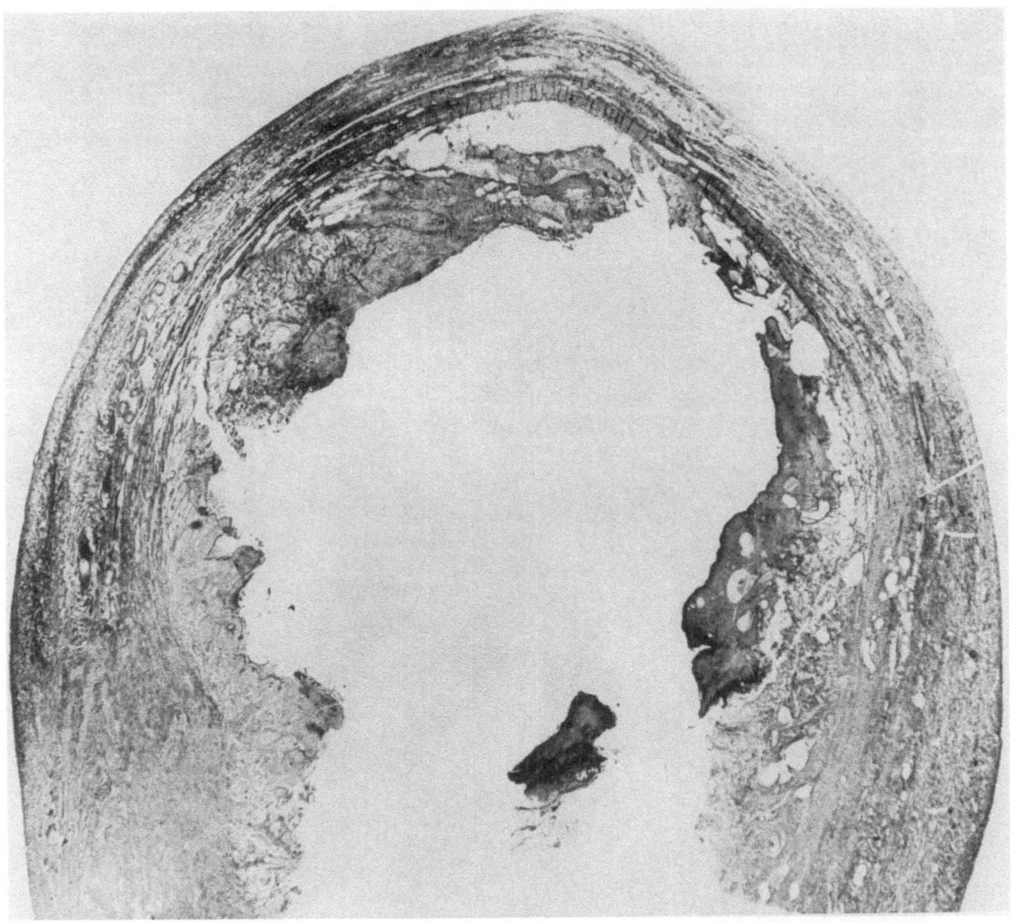

Abb. 1. Sagittalschnitt durch das Corpus uteri mit Decidua- und Placentaresten bei einem irreversiblen Endotoxinschock im 3. Schwangerschaftsmonat. Hämatoxylin-Eosin. Makrophotogramm 1:3

infizierten Gewebsabschnitten und der mütterlichen Zirkulation ist gegeben; es ist leicht vorstellbar, daß die Einschwemmung von Bakterien bzw. ihrer Toxine in die mütterliche Blutbahn den bakteriellen Schock auslösen kann (STUDDIFORD u. DOUGLAS, 1956). Unter der Voraussetzung, daß gravide Frauen mit intrauterinen Infektionen in erhöhtem Maße schockgefährdet sind, erscheint es berechtigt, in der prophylaktischen Behandlung des bakteriellen Schocks die wirkungsvollste Therapie septischer Komplikationen in der Schwangerschaft zu sehen. Das Problem liegt hierbei jedoch weniger in der Auswahl

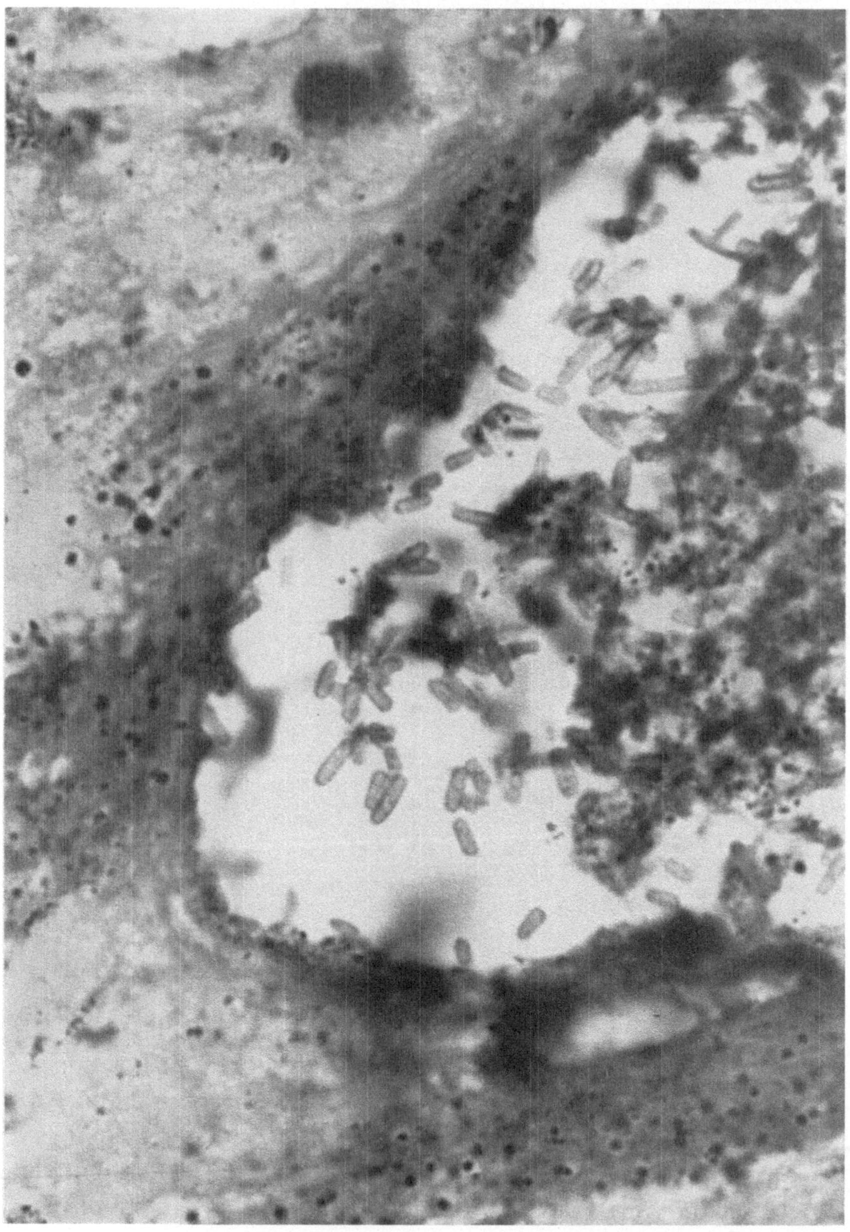

Abb. 2. Stäbchenförmige Bakterien in einem Lymphgefäß der Gebärmutterwand. Hämatoxylin-Eosin. Mikroskopvergrößerung 400×

der anzuwendenden Substanzen bzw. der erforderlichen Überwachungsmaßnahmen als in der Bewertung von Symptomen, die bei einer septischen Komplikation in der Gravidität die Entwicklung eines bakteriellen Schocks wahrscheinlich machen. Definitionsgemäß können nur solche Symptome zur Indikationsstellung einer „Frühbehandlung" herangezogen werden, die noch nicht Ausdruck des beginnenden Schocks sind. Aus diesem Grunde wurde bei einer statistischen Untersuchung des Archivmaterials der Medizinischen Klinik und der Frauenklinik sowie des Gerichtsmedizinischen Institutes der Universität Heidelberg aus der Zeit von 1954—1966 besonders darauf geachtet, eine Beziehung zwischen klinischen Daten bei Patientinnen mit fieberhaften bzw. septischen Aborten und der Komplikations- bzw. Mortalitätsrate herzustellen.

Symptomatologie und Komplikations- bzw. Mortalitätsrate bei Patientinnen mit infizierten Aborten in Heidelberg

a) Temperatur. Als „Komplikation" wurden in diesem Zusammenhang Veränderungen am Gerinnungssystem im Sinne einer intravasalen Verbrauchsreaktion, akutes Nierenversagen und nicht beeinflußbare arterielle Hypotension angesehen. Diese Daten sind dokumentiert und bedürfen weniger der Interpretation. Die unterschiedliche Bewertung der Diagnose „Schock" wird auf diese Weise vermieden. Diese Untersuchung hat unter anderem ergeben, daß eine Beziehung zwischen Höhe der Temperatur bzw. Schüttelfrösten und der Komplikations- bzw. Mortalitätsrate besteht. Aus Tabelle 1 ist zu ersehen, daß Patientinnen mit Schüttelfrösten und Temperaturen über 40° eine schlechtere Prognose haben als solche, bei denen Temperaturen bis 40° gemessen wurden. Interessant ist in diesem Zusammenhang ein Vergleich zwischen der Mortalitätsrate bei „infizierten Aborten" (Temperaturen höher als 38°) in den USA und den vorliegenden Ergebnissen. Die Mortalitätsrate in den USA bei „infizierten Aborten" liegt zwischen 0,29 und 3,25% (GOODNO u. Mitarb., 1963; MORITZ u. THOMPSON, 1966).

Die Mortalitätsrate innerhalb des hier untersuchten Kollektivs beträgt 1,8%.

Auch die Auswertung der Unterlagen des Gerichtsmedizinischen Institutes der Universität Heidelberg aus den Jahren 1954—1966 spricht für eine größere Mortalitätsrate bei „hochfieberhaftem Verlauf". Zwischen 1954 und 1966 wurden im Gerichtsmedizinischen Institut der Universität Heidelberg 20 Autopsien an Patientinnen mit

Aborten ausgeführt. In 6 Fällen standen keine Angaben über die Temperatur zur Verfügung, in 14 Fällen wurde von einem „hochfieberhaften Verlauf" gesprochen.

b) Thrombocytopenie. Zu den aufgezeigten Beziehungen zwischen Gefährdung der Patientin und Höhe der Temperatur bzw. dem Auftreten von Schüttelfrösten paßt das Ergebnis systematischer Thrombocytenzählungen bei Patientinnen mit infizierten Aborten in der

Tabelle 1. *Prozentuale Beziehung zwischen Fieber oder Schüttelfrösten und „Komplikationen" bzw. Todesfällen bei 6255 Patientinnen mit Aborten aus der Med. Klinik und der Frauenklinik der Universität Heidelberg in den Jahren 1954—1966.*
(Nach G.Schauer, 1967)

Gesamtzahl	6255	*100* %
Gesamtkomplikationen	42	0,67%
Gesamtmortalität	19	0,3%
Patientinnen mit Temperaturen unter 38°	5238	*83,74%*
Komplikationen	2	0,04%
Mortalität	*1*	*0,02%*
Patientinnen mit Temperaturen zwischen 38—39,9°	901	*14,41%*
Komplikationen	13	1,44%
Mortalität	*3*	*0,33%*
Patientinnen mit Temperaturen über 40°, Schüttelfrost oder „hochfieberhaftem" Verlauf	116	*1,85%*
Komplikationen	27	23,3 %
Mortalität	*15*	*12,8* %

Universitäts-Frauenklinik Heidelberg. Bei Patientinnen mit Schüttelfrösten als Ausdruck einer massiven Endotoxineinschwemmung sind statistisch gesichert häufiger Thrombocytopenien zu beobachten als bei Patientinnen ohne septisches Krankheitsbild. Keine der Patientinnen dieser Gruppe ließ Symptome des bakteriellen Schocks erkennen.

Die beobachtete Thrombocytopenie kann als Zeichen einer Aggregation von Thrombocyten angesehen werden, wobei die Aggregate in der terminalen Strombahn abgefangen werden. Die hieraus eventuell resultierende Störung der Mikrozirkulation kann sich dem klinischen Nachweis entziehen. Für die Richtigkeit dieser Vorstellung sprechen Untersuchungen von Davis u. Mitarb. (1960) sowie von Berman u. Fulton (1965), die eine gesteigerte Aggregationsbereitschaft der Thrombocyten bzw. eine intravasale Thrombocytenaggregation nach Endotoxinapplikation im Tierversuch beobachten konnten, auch ohne daß eine intravasale Gerinnung nachfolgte. Andererseits kann die

Thrombocytopenie auch initiales Stadium einer generalisierten intravasalen Gerinnung sein, wie aus Untersuchungen hervorgeht, die Zeitwirkungsverläufe dokumentieren (McKay, 1965; Krecke, 1967; Beller u. Graeff, 1967). Aus den genannten Gründen ist die Thrombocytopenie beim septischen Abort sicher nicht als prognostisch indifferentes Symptom zu bewerten.

Indikationen zu prophylaktischen Maßnahmen beim septischen Abort

Zusammengefaßt kann gesagt werden, daß die genannten Untersuchungsergebnisse für eine erhöhte Schockgefährdung von Patientinnen mit septischen Aborten und Temperaturen über 39—40° bzw. Schüttelfrösten sprechen. Unter dieser Vorstellung werden seit $2^{1}/_{2}$ Jahren in der Universitäts-Frauenklinik Heidelberg Patientinnen mit septischen Aborten und Temperaturen über 39—40° und vor allem Patientinnen mit nachgewiesenen Schüttelfrösten besonders intensiv überwacht und behandelt.

Prophylaktische Maßnahmen beim septischen Abort

Die zur prophylaktischen Behandlung verwandten Substanzen sind in Tabelle 2 zusammengefaßt.

Tabelle 2. *Aufstellung der im Rahmen der Prophylaxe beim septischen Abort angewandten Substanzen*

1. „Lytische Mischung"	5. Mannit
2. Heparin	6. Wasser bzw. Elektrolyte
3. Chloramphenicol	7. (Puffer)
4. (Penicillin)	

Lytische Mischung

Bei Beobachtung eines Schüttelfrostes oder bei den geringsten Anzeichen einer auch vorübergehenden terminalen Durchblutungsstörung geben wir Dolantin, Atosil und Hydergin. Die Vasoconstriction ist einer der wesentlichen pathogenetischen Faktoren beim (bakteriellen) Schock, und eine frühzeitig einsetzende medikamentöse Vasodilatation kann den weiteren Verlauf günstig beeinflussen (Lillehei u. Mitarb., 1965; Hardaway, 1965; Fine, 1967; Gourzis u. Nickerson, 1965).

Während im allgemeinen 100 mg Dolantin S, 50 mg Atosil und 0,6 mg Hydergin i.m. oder i.v. (verdünnt auf 10 ml physiologischer

Kochsalzlösung, davon 2—3 ml) ausreichend sind, kann die Steigerung der Hydergindosis besonders wertvoll sein. Die Anwendung hoher Dosen von Hydrocortison (Lillehei u. Mitarb., 1965) oder Dibenzylin (Gourzis u. Nickerson, 1965) sollte der eigentlichen Schocktherapie vorbehalten bleiben.

Anticoagulantien

Über das Vorkommen generalisierter intravasaler Gerinnungsprozesse bei septischen Zuständen in der Schwangerschaft liegen zahlreiche klinische Beobachtungen vor (Bleyl u. Kuhn, 1967; Bohle u. Krecke, 1959; Fazekas u. Jakobovits, 1962; Graeff u. Mitarb., 1967; Kuhn u. Graeff, 1966; Lasch u. Mitarb., 1961; McKay u. Mitarb., 1959; Niesert u. Schneider, 1964; Pfau u. Mitarb., 1960; Runge u. Pfau, 1960; Tabarra, 1962; s. Übersicht bei Krecke, 1964; McKay, 1965; Selye, 1966).

Das Problem der generalisierten intravasalen Gerinnung wurde im Rahmen dieses Symposiums in mehreren Vorträgen eingehend besprochen. Kommt es zum generalisierten intravasalen Ausfall von Fibrin in der terminalen Strombahn, so wird durch diesen Vorgang eine unter Umständen kurzfristig reversible Mikrozirkulationsstörung für längere Zeit fixiert. Hypoxie und Acidose treten in den betreffenden Gewebsabschnitten intensiver in Erscheinung, eine endogene oder induzierte intravasale Thrombolyse ist allein in der Lage, eine Wiedereröffnung der terminalen Strombahn herbeizuführen[1]. Insofern ist die Verhinderung der intravasalen Gerinnselbildung eine der prophylaktischen Maßnahmen beim septischen Abort, der entscheidende Bedeutung für den Verlauf des Prozesses zukommen kann. Aus diesem Grunde halten wir die prophylaktische Anwendung von Heparin bei der hier besprochenen Patientinnengruppe für indiziert. Wir geben Heparin in einer Dauerinfusion von 30000 E in 24 Std. Bei konstanter Infusionsgeschwindigkeit, die durch eine Infusionsmaschine (Perfusor 50 ml, Braun-Melsungen) gewährleistet ist, läßt sich eine Verlängerung von Gerinnungs- und Thrombinzeit in den therapeutischen Bereich erzielen. Tritt das schockauslösende Ereignis ein, so läßt sich zwar durch die prophylaktische Heparinapplikation die Thrombocytenaggregatbildung nicht verhindern, der generalisierte intravasale Ausfall von Fibrin wird jedoch vermieden (Beller, 1964; Berman u. Fulton, 1965; Good u. Thomas, 1952,

---

[1] Beller u. Graeff, 1967; Graeff u. Mitarb., 1967; Kuhn u. Graeff, 1966.

1953; KUHN u. GRAEFF, 1966; LASCH u. Mitarb., 1961; NIESERT u. SCHNEIDER, 1964; PFAU u. Mitarb., 1960; RODRIGUEZ-ERDMANN, 1965). Gelingt es, die im Schock bestehende Vasoconstriction pharmakologisch zu beseitigen, so wird eine Rezirkulation in der terminalen Strombahn unter diesen Bedingungen sehr viel schneller wieder eintreten können.

Antibiotica

Wir beginnen die antibiotische Behandlung nach der Verabreichung von Heparin in der Vorstellung, daß unter einer wirksamen antibiotischen Therapie unter Umständen vermehrt Endotoxine freigesetzt werden können. Wir beginnen mit Chloramphenicol in einer Dosierung von 3 g in den ersten 24 Std intravenös. Chloramphenicol hat sich im Hinblick auf seine optimale Gewebs- und Hohlraumkonzentration sowie auf seine relativ konstante Resistenzquote als günstig erwiesen. Zudem wirkt diese Substanz im allgemeinen nicht bactericid.

Am nächsten Tag reduzieren wir diese Dosis auf 25 mg pro Kilogramm Körpergewicht. Tritt in den ersten 36 Std kein Therapieeffekt ein, so wenden wir die hochdosierte Penicillintherapie an. Mit einer Dosis von 60—80 Millionen Einheiten Penicillin G pro 24 Std im Dauertropf ist in den meisten Fällen Entfieberung zu erreichen. Wir bevorzugen hierbei das Kaliumnatriummischsalz des Penicillins, um eine Hypernatriämie zu vermeiden. Der bactericide Effekt des Penicillins wird hier bewußt in Kauf genommen.

Mannit

Ein weiteres Ziel der vorbeugenden Behandlung ist die Erhaltung einer ungestörten Nierenfunktion. Das akute Nierenversagen beim septischen Abort wird relativ häufig beobachtet. Statistiken aus drei Dialysezentren (Tabelle 3) zeigen, daß von der Gesamtzahl der dialysierten Patienten ein nicht unerheblicher Anteil gynäkologisch-geburtshilfliche Komplikationen als auslösende Ursache für das akute Nierenversagen hatte. In dieser Gruppe steht der Abort an erster Stelle der pathologischen Prozesse, die zum akuten Nierenversagen führen. Während BRAUN (1965) die von ihm angeführten Fälle hinsichtlich ihrer Ätiologie nicht differenziert, weisen SMITH (1965) und DÜRR (1966) in diesem Zusammenhang besonders auf die Sepsis beim artefiziellen Abort hin.

Tabelle 3. *Anzahl der wegen akuten Nierenversagens nach septischem Abort dialysierten Patientinnen gegenüber der Gesamtzahl der dialysierten Patientinnen, deren Niereninsuffizienz auf geburtshilflich-gynäkologische Komplikationen zurückzuführen ist. Im Vergleich zu diesen Zahlen die Gesamtzahl der im betreffenden Zeitraum dialysierten Patienten in zwei Dialysezentren. Beobachtungen aus drei Dialysezentren*

Autor	Gesamt-zahl	Aus Geb. und Gyn.	Nach vorausgegangenem Abort
Smith	?	70	41
Braun	127	47	15
Dürr	85	26	10

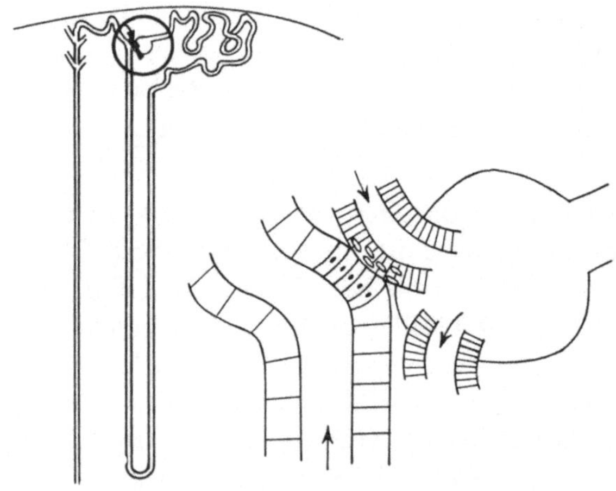

Abb. 3. Schematische Darstellung des Macula-densa Bereichs. (Nach Thurau und Schnermann)

Tierexperimentelle Untersuchungen haben ergeben, daß die Natriumtonizität der Tubulusflüssigkeit im Bereich der Macula densa maßgeblich ist für die Durchströmung des zugehörigen Glomerulums (Abb. 3). Steigt die Natriumtonizität der Tubulusflüssigkeit im Bereich der Macula densa an, so kommt es zu einer Constriction des Vas afferens. Eine Minderdurchströmung des Glomerulums mit entsprechender verminderter Filtration ist die Folge. Dieser Mechanismus wird unter anderem zur Erklärung des akuten Nierenversagens herangezogen. Das Osmodiureticum Mannit reduziert die Natriumtonizität der Tubulusflüssigkeit. Die Constriction des Vas afferens wird vermieden, die Filtration bleibt erhalten. Der vielfach beobachtete günstige Einfluß des Mannits auf die schockgefährdete Niere in der menschlichen Pathologie läßt sich möglicherweise auf diesen im Tierexperiment aufgedeckten Mechanismus zurückführen (HALL-WACHS, 1965; JUTZLER u. Mitarb., 1965; NAGEL, 1966; SCHELER u. Mitarb., 1965; SCHENK u. Mitarb., 1965; SCHNERMANN u. Mitarb., 1966; THURAU u. SCHNERMANN, 1965).

Im Rahmen der Frühbehandlung beim septischen Abort geben wir zunächst 100 ml einer 10%igen Mannitlösung Osmofundin (Braun-Melsungen) in 20—30 min und warten den diuretischen Effekt ab. Steigt die Urinproduktion nach dieser initialen Dosis an, so erfolgen weitere Infusionen bis zu 500 ml in 24 Std. Im allgemeinen ist eine Dosis von 300 ml in 24 Std ausreichend. Besondere Beachtung verdient bei dieser Behandlung die Hydratation, da nur bei genügendem Wasserangebot die Anwendung von Mannit sinnvoll ist. Läßt sich eine Steigerung der Diurese mit der initialen Mannitdosis bei ausreichender Hydratation nicht erreichen, so liegt mit einiger Sicherheit ein durch Destruktion der Tubuluszellen oder Verschluß der terminalen Strombahn durch intravasale Gerinnsel bedingtes akutes Nierenversagen vor.

Flüssigkeitszufuhr

Die kontrollierte Wasserzufuhr in Form von Glukoseinfusionen richtet sich nach Urinausscheidung, Hämatokrit, gegebenenfalls zentralem Venendruck (BACH u. Mitarb., 1967; KUHN u. BACH, 1966) und der rectalen Temperatur. Hinzu kommen klinische Zeichen, die Anhaltspunkte für Veränderungen der Hydratation geben. Im Hinblick auf die Tatsache, daß Patientinnen in diesem Stadium per os ernährt werden, halten wir eine routinemäßige Elektrolytinfusion nicht für erforderlich. Werden Verschiebungen in der Elektrolytbilanz nachgewiesen, so sollten diese gezielt behandelt werden.

Puffer

Eine metabolische Acidose außerhalb des Schocks ist selten. Bei Patientinnen mit rezidivierenden Schüttelfrösten und dementsprechend vorübergehender Störung der Mikrozirkulation ist jedoch das Auftreten einer metabolischen Acidose möglich. Da die Acidose zu den schwerwiegenden pathologischen Veränderungen im Schock gehört, ist die frühzeitige Anwendung von Pufferlösungen indiziert, wenn eine metabolische Acidose nachgewiesen ist. Liegt eine Analyse vor, so geben wir Trispuffer in einer Dosierung von Base Excess $\times$ kg Körpergewicht in Milliliter der 0,3-molaren Lösung.

6*

Um die Tendenz des Krankheitsverlaufes von schockgefährdeten Patientinnen mit septischen Aborten rechtzeitig erfassen zu können, werden folgende Maßnahmen zur Überwachung angewandt:

Erregernachweis (Antibiogramm)

Kontinuierliche Überwachung:

    1. der rectalen Temperaturen,

    2. der Urinausscheidung,

    3. des arteriellen Blutdrucks und der Pulsfrequenz,

    4. der peripheren Durchblutung,

    5. des zentralen Venendrucks (bei Patientinnen, die in erhöhtem Maße gefährdet sind),

    6. des Säurebasengleichgewichtes (bei Patientinnen, die in erhöhtem Maße gefährdet sind),

    7. der Wasserelektrolytbilanz und der harnpflichtigen Substanzen,

    8. des Gerinnungssystems.

Die auf diese Weise registrierten Daten lassen frühzeitig pathophysiologische Vorgänge erkennen, die auf einen beginnenden bakteriellen Schock hinweisen. Hierbei ist zu bemerken, daß *ein* pathologischer Befund, z.B. die verminderte Urinausscheidung, die Intensivierung der anderen Überwachungsmaßnahmen indiziert. Es besteht somit die Möglichkeit, an Hand der kontinuierlich registrierten Daten zusätzlich gezielt zu behandeln. Diese Behandlung und Überwachung setzen wir so lange fort, bis 4 Tage Fieberfreiheit besteht bzw. bis 4 Tage nach dem letzten Schüttelfrost. Die Curettage wird innerhalb dieser 4 Tage ausgeführt.

In der Heidelberger Universitäts-Frauenklinik wurden seit August 1965 65 Patientinnen in der besprochenen Weise behandelt. Therapiebedingte Komplikationen ergaben sich nicht. Bei 3 Patientinnen dieser Gruppe kam es während der stationären Behandlung zu einer verstärkten Ausprägung des septischen Zustandsbildes mit Verminderung der terminalen Durchblutung, Abfall des zentralen Venendrucks, arterieller Hypotension und leichter Bewußtseinstrübung. Eine Verminderung der Urinausscheidung wurde nicht beobachtet. Abb. 4 zeigt die zeitlichen Beziehungen zwischen Schüttelfrösten und Thrombocytenabfall unter Liquemintherapie. Bei den Patientinnen bestand ein enger zeitlicher Zusammenhang zwischen Abfall der Thrombocyten und Schüttelfrösten. Eine Fibrinogenverminderung im Sinne einer intravasalen Verbrauchsreaktion wurde nicht beobachtet. Dieser

Befund entspricht dem aus dem (Tier-)Experiment bekannten Phänomen des Thrombocytenabfalls bzw. der Zunahme der Thrombocytenagglutinationsbereitschaft unter dem Einfluß verschiedener pharmakologisch heterogener Substanzen (Endotoxin, Dextran, Glas) im Heparinmilieu, ein Phänomen, das pathogenetisch bisher nicht geklärt ist. Heparin ist lediglich in der Lage, plasmatische Gerinnungsvorgänge zu verhindern, das eigengesetzliche Verhalten der Thrombocyten wird jedoch durch Heparin nicht beeinflußt (BERGENTZ u.

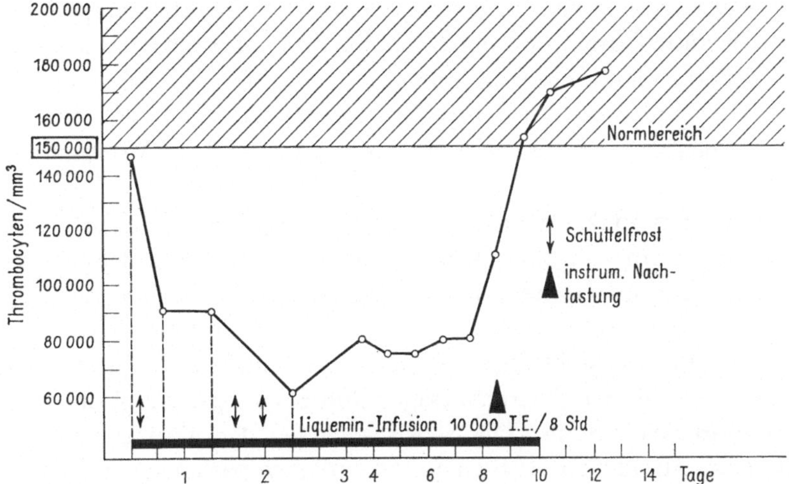

Abb. 4. Zeitliche Beziehung zwischen Schüttelfrösten und Thrombocytenabfall bei einer Patientin mit septischem Abort mens III unter *Liquemintherapie*

Mitarb., 1961; BERMAN u. FULTON, 1965; GOOD u. THOMAS, 1952, 1953; JÜRGENS, 1962).

Die beobachteten Schocksymptome — die Urinausscheidung war nicht vermindert — gingen nach kurzer Zeit ohne zusätzliche Therapie zurück. Es liegt unseres Erachtens durchaus nicht im Bereich der Spekulation, daß sich bei diesen drei Patientinnen ohne die besondere intensive prophylaktische Behandlung und Überwachung das Vollbild des bakteriellen Schocks mit Verbrauchskoagulopathie entwickelt hätte.

Zum augenblicklichen Zeitpunkt ist es noch nicht möglich, die Wirksamkeit der angewandten Behandlungs- und Überwachungsmaßnahmen innerhalb der Prophylaxe beim septischen Abort zu beurteilen. Die Beobachtungszeit ist zu kurz, die Fallzahl zu klein.

Wir sind jedoch der Ansicht, daß die angewandte Therapie sowie die Überwachungsmaßnahmen den wenigen bekannten pathophysiologischen Vorgängen bei septischen Zuständen in der Frühschwangerschaft gerecht werden und wenigstens dazu beitragen, die Häufigkeit des bakteriellen Schocks beim septischen Abort zu verringern.

Zusammenfassung

1. Die statistische Auswertung der Krankenberichte von 6255 stationär behandelten Patientinnen mit Aborten aus den Jahren 1954—1966 ergab eine Beziehung zwischen Höhe der Temperaturen bzw. Schüttelfrösten und der Komplikations-Mortalitätsrate.

2. Bei Patientinnen mit septischen Aborten und Temperaturen über 40° und/oder mit Schüttelfrösten steigen Komplikations- und Mortalitätsrate steil an (Komplikationsrate 23,3%, Mortalitätsrate 13,8%).

Als „Komplikationen" wurden bewertet: pathologische Veränderungen im Gerinnungssystem im Sinne einer intravasalen Verbrauchsreaktion, akutes Nierenversagen, unbeeinflußbare Hypotension.

3. Der Abort steht unter den in der Geburtshilfe und Frauenheilkunde zum akuten Nierenversagen führenden pathologischen Prozessen an erster Stelle. Die Sepsis stellt bei den akut entstandenen Nierenfunktionsstörungen einen wesentlichen pathogenetischen Faktor dar.

4. Bei Patientinnen mit septischen Aborten und Schüttelfrösten werden gehäuft Thrombocytopenien beobachtet.

5. Im Hinblick auf die hohe Komplikations- und Mortalitätsrate bei der unter 2 aufgeführten Patientengruppe wird seit $2^{1}/_{2}$ Jahren bei Patientinnen mit Temperaturen über 39—40° und/oder Schüttelfrösten in der Universitäts-Frauenklinik Heidelberg eine intensive prophylaktische Behandlung ausgeführt. Die einzelnen therapeutischen Maßnahmen richten sich gegen die wesentlichen bekannten pathogenetischen Faktoren des bakteriellen Schocks und seiner Folgen:

a) Constriction der terminalen Gefäße,
b) intravasale Gerinnung,
c) Infektion,
d) akutes Nierenversagen,
e) Dehydratation,
f) metabolische Acidose.

6. Folgende Substanzen werden bei der Prophylaxe nach einem festgelegten Schema gegeben (Dolantin, Atosil, Hydergin) Heparin, Chloramphenicol (Penicillin), Mannitol, Wasser (Elektrolyte) und (Puffer).

7. Folgende Überwachungsmaßnahmen werden bei den Patientinnen dieser Gruppe angewandt: kontinuierliche Kontrolle der rektalen Temperaturen, der Urinausscheidung, des arteriellen Blutdrucks und der Pulsfrequenz, der peripheren Durchblutung, des zentralen Venendrucks (bei Patientinnen, die in erhöhtem Maße gefährdet sind), des Säurebasengleichgewichtes (bei Patientinnen, die in erhöhtem Maße gefährdet sind), der Wasserelektrolytbilanz und der harnpflichtigen Substanzen, des Gerinnungssystems.

8. Bei drei Patientinnen, die in der beschriebenen Weise prophylaktisch behandelt und überwacht wurden, kam es zu einem Thrombocytenabfall in zeitlichem Zusammenhang mit Schüttelfrösten und leichten Schocksymptomen. Die Urinausscheidung war nicht beeinträchtigt. Eine Fibrinogenverminderung ließ sich nicht nachweisen. Dieser Befund entspricht dem bekannten Phänomen, daß Heparin zwar den generalisierten Ausfall von Fibrin verhindern kann, auf die Bildung von Thrombocytenaggregaten jedoch keinen Einfluß hat.

Es spricht einiges dafür, daß sich bei diesen drei Patientinnen ohne intensive Überwachung und prophylaktische Behandlung ein klinisch-manifester bakterieller Schock entwickelt hätte.

9. Unter der beschriebenen prophylaktischen Behandlung und den aufgeführten Überwachungsmaßnahmen hat sich in der Klinik während der letzten $2^1/_2$ Jahre kein bakterieller Schock bei septischem Abort entwickelt. Die Beobachtungszeit ist zu kurz, um etwas Endgültiges über die Wirksamkeit der angewandten Maßnahmen zu sagen.

Literatur

BACH, H. G., ST. SLOWINSKI, H. RUMMEL u. W. KUHN: Punktion und Katheterismus der Vena subclavia. Anaesthesist 8, 233 (1967).

BARNO, A.: Criminal abortion deaths, illegitimate pregnancy deaths and suicides in pregnancy. Amer. J. Obstet. Gynec. 98, 356 (1967).

BELLER, F. K.: Treatment of coagulation disorders in pregnancy. Clin. Obstet. Gynec. 7, 372 (1964).

— Persönliche Mitteilung.

—, and H. GRAEFF: Deposition of glomerular fibrin in the rabbit after infusion with endotoxin. Nature (Lond.) 215, 295 (1967).

BERGENTZ, S. E., O. EIKEN, and J. M. NILSSON: The effect of dextran of various molecular weight on the coagulation in dogs. Thrombos. Diathes. haemorrh. (Stuttg.) 6, 15 (1961).

88   W. Kuhn und H. Graeff:

Berman, H. J., and G. P. Fulton: The microcirculation as related to shock.
12. Hahnemann Symp. 1965, ed. L. C. Mills, J. H. Moyer. New York and
London: Grune & Stratton.

Bleyl, U., u. W. Kuhn: Lokales und generalisiertes Sanarelli-Shwartzman-
Äquivalent im fetalen menschlichen Organismus. Virchows Arch. path. Anat.
343, 108 (1967).

Bohle, A., u. H. J. Krecke: Über das Sanarelli-Shwartzman-Phänomen (sog.
generalisiertes Shwartzman-Phänomen). Klin. Wschr. **37**, 803 (1959).

Braun, L.: Akutes Nierenversagen in Geburtshilfe und Gynäkologie und seine
Behandlung mit der künstlichen Niere. 143. Tagg. der Niederrhein. Westf.
Ges. f. Geburtshilfe und Gynäkologie, Düsseldorf, 17. 7. 1965.

Cavanagh, D., and A. G. W. McLeod: Septic shock in obstetrics and gynecology. Amer. J. Obstet. Gynec. **96**, 913 (1966).

Davis, R. B., W. R. Meeker, and D. G. McQuarrel: Immediate effects of
intravenous endotoxin on serotonin concentrations and blood platelets.
Circulat. Res. **8**, 234 (1960).

Douglas, G. W., and E. M. Beckman: Clinical management of septic abortion
complicated by hypotension. Amer. J. Obstet. Gynec. **96**, 633 (1966).

— F. K. Beller, and Ch. H. Debrovner: The demonstration of endotoxin in
the circulating blood of patients with septic abortion. Amer. J. Obstet. Gynec.
87, 780 (1963).

Dürr, F., H. P. Missmahl u. H. Nieth: Entstehung und Therapie des akuten
Nierenversagens in Geburtshilfe und Gynäkologie. Geburtsh. u. Frauenheilk.
26, 1344 (1966).

Fazekas, J. Gy., u. A. Jakobovitz: Nebennierenblutungen bei künstlichen
Fruchtabtreibungen. Zacchia **24**, 20 (1962).

Fine, J.: The intestinal circulation in shock. Gastroenterology **52**, 454 (1967).

Fox, L. P.: Abortion deaths in California. Amer. J. Obstet. Gynec. **98**, 645
(1967).

Good, R. A., and L. Thomas: J. Lab. clin. Med. **40**, 804 (1952).

— — Studies on the generalized Shwartzman-reaction. IV. Prevention of the
local and generalized Shwartzman-reactions with heparin. J. exp. Med. **97**,
871 (1953).

Goodno jr. J. A., J. M. Cushner, and P. E. Molumphy: Management of in-
fected abortion. Amer. J. Obstet. Gynec. **85**, 16 (1963).

Gourzis, J. T., and M. Nickerson: Intraorgan blood flow distribution in shock.
12. Hahneman-Symp. 1965, ed. L. C. Mills, J. H. Moyer. New York and
London: Grune & Stratton.

Graeff, H., W. Kuhn u. U. Bleyl: Verbrauchskoagulopathie und Lysekoagulopathie. Thrombos. Diathes. haemorrh. (Stuttg.) **17**, 143 (1967).

Hallwachs, O.: Klinische Untersuchungen über die Mannitoldiurese an Ge-
sunden und postoperativen Patienten. Klin. Wschr. **10**, 546 (1965).

Hardaway, R. M.: Intravascular coagulation in irreversible shock. 12. Hahnemann-Symp. 1965, ed. L. C. Mills, J. H. Moyer. New York and London:
Grune & Stratton.

Jürgens, J.: The significance of Hagemann-factor for the effect of wettable sur-
face on thrombocytes. Thrombos. Diathes. haemorrh. (Stuttg.) **7**, 48 (1962).

Jutzler, G. A., M. M. Fark u. A. J. Willeit: Fortschritte in der Prophylaxe
und Therapie des akuten Nierenversagens. Urologe **1**, 9 (1965).

Knapp, R. Ch., M. A. Platt, and R. G. Douglas: Septic abortion, five-year
analysis at the New York Hosp. Obstet. and Gynec. **15**, 344 (1960).

KRECKE, H.-J.: Zum generalisierten Shwartzman-Phänomen (Sanarelli-Shwartz-man-Phänomen) und zur Bedeutung für die menschliche Pathologie. Stutt-gart: Gustav Fischer 1964.
— Das tierexperimentelle Sanarelli-Shwartzman-Phänomen. 16. Dtsch. Kongr. f. ärztl. Fortbildung, Berlin, 30. 5.—3. 6. 1967.
KUBLI, F., u. L. HELLER: Endotoxinschock bei septischem Abort. Geburtsh. u. Frauenheilk. **23**, 1053 (1963).
KUHN, W., u. H. G. BACH: Punktion und Katheterismus der Vena subclavia in Geburtshilfe und Gynäkologie. Geburtsh. u. Frauenheilk. **26**, 1272 (1966).
—, u. H. GRAEFF: Verbrauchskoagulopathie und Lysekoagulopathie bei geburts-hilflichen Blutungen. Geburtsh. u. Frauenheilk. **26**, 913 (1966).
LASCH, H.-G., H.-J. KRECKE, F. RODRIGUEZ-ERDMANN, H. H. SESSNER u. G. SCHÜTTERLE: Verbrauchskoagulopathie. Folia. haemat., N.F. 325 (1961).
LILLEHEI, R. C., J. K. LONGERBEAM, J. H. BLOCH, and W. G. MANAX: Haemo-dynamic changes in endotoxin shock. 12. Hahnemann-Symp. 1965, ed. L. C. MILLS, J. H. MOYER. New York and London: Grune & Stratton.
McKAY, D. G.: Disseminated intravascular coagulation. An intermediary me-chanism of disease. New York: Hoeber Medical Division 1965.
— J. F. JEWETT, and D. E. REID: Endotoxin shock and the generalized Shwartz-man-Reaction in pregnancy. Amer. J. Obstet. Gynec. **78**, 546 (1959).
MORITZ, R. G., and N. J. THOMPSON: Septic abortion. Amer. J. Obstet. Gynec. **95**, 46 (1966).
NAGEL, W.: Weitere Befunde über die Funktion des juxta-glomerulären Appa-rates in der Warmblütlerniere. Aktuelle Probleme der Nephrologie. Sympo-sion in Freiburg i.Br. am 18./19. März 1966. Stuttgart: Georg Thieme.
NIESERT, W., u. J. SCHNEIDER: Septischer Schock und generalisierte Shwartzman-Reaktion in der Schwangerschaft. Geburtsh. u. Frauenheilk. **24**, 962 (1964).
PFAU, P., H. G. LASCH u. O. GÜNTHER: Sanarelli-Shwartzman-Phänomen bei febrilen Fehlgeburten und schweren Schock- und Blutungszuständen in der Geburtshilfe. Gynaekologia (Basel) **150**, 17 (1960).
RODRIGUEZ-ERDMANN, F.: Bleeding due to increased intravascular blood coagu-lation. New Engl. J. Med. **273**, 1370 (1965).
RUNGE, H., u. P. PFAU: Die Koagulopathien in der Geburtshilfe. Münch. med. Wschr. **41**, 1949 (1960).
SCHAUER, G.: Inaug.-Diss. Heidelberg (in Vorbereitung).
SCHELER, F., E. QUELLHORST, D. HÖFFLER u. W. WIGGER: Beeinflussung der Nierenfunktion durch Mannitinfusionen bei akuter und chronischer Nieren-insuffizienz. Schweiz. med. Wschr. **95**, 1133 (1965).
SCHENK, W. G., N. A. DELIN, C. POLLOCK, K. B. KJARTANSSON, and J. W. BOYLAN: The effect of mannitol infusion on cardiac output and renal blood flow after graded hemorrhage. J. thorac. cardiovasc. Surg. **50**, 561 (1965).
SCHNERMANN, J., W. NAGEL u. K. THURAU: Die frühdistale Natriumkonzentra-tion in Rattennieren nach renaler Ischämie und hämorrhagischer Hypotension. Pflügers Arch. ges. Physiol. **287**, 296 (1966).
SELYE, H.: Thrombohemorrhagic phenomena. Springfield, Ill.: Ch. C. Thomas 1966.
SHUBIN, H., M. H. WEIL, and V. N. UDHOJI: Septic shock. 12. Hahnemann-Symp. 1965, ed. L. C. Mills, J. H. Moyer: New York and London: Grune & Stratton.
SMITH, K., J. C. McCLURE BROWNE, R. SHACKMAN, and O. M. WRONG: Acute renal failure of Obstetrics Origin. Lancet **1965**, 351.

Speroff, L.: Bacterial shock in obstetrics and gynecology, with emphasis on the surgical management of septic abortion. Amer. J. Obstet. Gynec. **95**, 139 (1966).

Studdiford, W. E., and G. W. Douglas: Placental bacteremia: A significant finding in septic abortion accompanied by vascular collapse. Amer. J. Obstet. Gynec. **71**, 842 (1956).

Tabarra, W., J. Proteau et L. Dérobert: A propos deux observations anatomo-cliniques de syndrome de Waterhouse-Friedrichsen dans les suites d'avertements criminels. Ann. Méd, lég. **42**, 177 (1962).

Thurau, K., u. J. Schnermann: Die Natriumkonzentration an den Macula-densa-Zellen als regulierender Faktor für das Glomerulumfiltrat. Klin. Wschr. **8**, 410 (1965).

Webb, G. B.: Maternal death associated with premature rupture of the membranes. Amer. J. Obstet. Gynec. **98**, 594 (1967).

Rundtischgespräch und Diskussion
über septischen Abort und bakteriellen Schock

Teilnahme am Rundtischgespräch:

F. K. BELLER, New York

U. BLEYL, Heidelberg

O. KAESER, Frankfurt a. M.

H.-J. KRECKE, Heidelberg

W. KUHN, Heidelberg

H.-G. LASCH, Gießen

Teilnahme an der Diskussion:

H. JUNG, Freiburg

G. KINDERMANN, Erlangen

H. LUDWIG, München

A. MAJEWSKI, Hannover

K. H. MANNHERZ, Duisburg

P. PFAU, Kassel

H. ROEMER, Tübingen

G. STARK, Mainz

Moderator:

J. ZANDER, Heidelberg

ZANDER: Wir haben in den verschiedenen Referaten gehört, wie komplex unser Thema ist. Wir haben gehört, daß im Bereich der Pathogenese zahlreiche Fragen offen sind und daß wir teilweise noch auf Spekulationen angewiesen sind. Um die Diskussion zu erleichtern, haben wir uns darauf geeinigt, dieses Rundtischgespräch auf eine begrenzte Thematik zu beschränken. Es sollen dabei vor allen Dingen praktische Gesichtspunkte berücksichtigt werden. Einleitend wollen wir noch einmal kurz über die verschiedenen Definitionen sprechen und versuchen, in dieser Richtung für unser Gespräch eine Einigung zu finden. Anschließend wollen wir kurz über die Frage der Häufigkeit des Endotoxinschocks diskutieren. Hier bestehen große Unklarheiten. In Gesprächen über das Thema hört man immer wieder „das habe ich noch nicht gesehen, das gibt es bei uns nicht". Fragt man nach einiger Zeit den Betreffenden erneut, so hört man nicht selten „das habe ich jetzt auch gesehen". Der wesentliche Teil dieses Gesprächs soll der Therapie gewidmet sein, und zwar in folgender Reihenfolge: Medikamentöse Schockbekämpfung, Infektbekämpfung, operative Behandlung und Prophylaxe. Beginnen wir zunächst mit den verschiedenen Definitionen. Was ist ein infektiöser Abort, was bezeichnen wir als septischen Abort und was als Endotoxinschock? Herr BELLER, darf ich Sie nach ihrem klinischen Referat bitten, noch einmal kurz entsprechende Definitionen vorzuschlagen?

BELLER: So wie sich die Sache im Augenblick darstellt, würde ich glauben, daß sich der infektiöse und der septische Abort schwer unterscheiden lassen. Vielleicht kann man den infektiösen Abort dahin präzisieren, daß man sagt, es handelt sich um eine Infektion lokaler Art, d. h. eine Infektion, die noch nicht in den Organismus übergetreten ist. Definitionsgemäß macht das sicher Schwierigkeiten, aber vielleicht könnte man Kriterien festlegen, um den infektiösen von dem septischen Abort abzutrennen. Aber septischer Abort bedeutet noch nicht endotoxischer Schock. In vielen amerikanischen Arbeiten werden septischer Abort und endotoxischer Schock als Synonyme benutzt. Ein septischer Abort, das sagte ich vorhin schon, kann in den endotoxischen Schock übergehen, er muß es aber nicht, und was wie ein endotoxischer Schock aussieht — und nun will ich die Schwierigkeiten noch größer machen — ist nicht notwendigerweise ein endotoxischer Schock. Wie bereits betont, können auch grampositive Erreger zum Schock führen. Das pathologische Äquivalent, das als Shwartzman-Phänomen Äquivalent bezeichnet wurde, kann auch unter bestimmten experimentellen Bedingungen mit Staphylokokken Exotoxin ausgelöst werden — wenn auch nicht mit der gleichen Regelmäßigkeit. Schock nach Infektion ist demnach nicht notwendigerweise ein endotoxischer Schock. Septischer Schock und Endotoxinschock sind also nicht identisch.

KUHN: Gerade im Hinblick auf die sich widersprechenden Angaben in der Literatur ist es notwendig, darauf hinzuweisen, daß das Krankheitsbild des septischen Abortes nicht identisch ist mit dem des Endotoxinschocks. Beide Krankheitsbilder haben ihre Kriterien, ein Endotoxinschock kann sich, wie Prof. BELLER schon sagte, aus einem septischen Abort entwickeln. Darüber hinaus sollte man den infizierten oder infektiösen vom septischen Abort trennen, da sich diese beiden Formen zumindest in Therapie und Prognose unterscheiden. Es ist allerdings schwierig, Kriterien für diese Abgrenzung zu finden. Man wird bei dieser Trennung wahrscheinlich doch Schüttelfröste und Temperaturen bewerten müssen.

ZANDER: Könnte man z.B. als infektiöse Aborte solche Fälle bezeichnen, bei denen die Temperaturen unter 38°C liegen und als septische Aborte solche, bei denen sie über 38°C liegen?

KÄSER: Ich bin nicht sicher, ob man einen infektiösen von einem septischen Abort trennen kann. Eine Bakteriaemie kommt doch wahrscheinlich in jedem Fall von febrilem Abort vor. Man würde deshalb besser den febrilen Abort vom klinisch septischen Abort trennen.

ZANDER: Ich habe den Eindruck, daß in der Tischrunde Einverständnis mit Herrn KÄSER besteht. Wir sind uns auch darüber klar, daß der Endotoxinschock nicht identisch ist mit dem septischen Abort, daß aber ein septischer Abort zu einem Endotoxinschock führen kann. Nun kann man den Endotoxinschock streng wissenschaftlich, ausgehend vom Tierexperiment, definieren. In der Klinik müssen wir uns aber an eine klinische Definition halten. Herr BELLER, darf ich Sie bitten, hierzu noch einmal Stellung zu nehmen.

BELLER: Ich glaube, daß eine wissenschaftliche Definition möglich wäre. Das trifft aber im Augenblick für die Klinik nicht zu. Es ist im Beginn des Krankheitsbildes nicht zu unterscheiden, worum es sich handelt. Die Patientin ist im Schock. Das kann ein Endotoxinschock sein, es kann sich aber auch um einen Chlostridiumschock handeln oder um einen Blutungsschock kombiniert mit einem Endotoxinschock, um nur ein paar differential-pathologische Mechanismen zu erwähnen. Aber man kann nach der Wahrscheinlichkeit vermuten, daß ein Schock nach einem septischen Abort ein Endotoxinschock ist. Zumindest kann das angenommen werden, bis das Gegenteil erwiesen ist.

LASCH: Ich glaube, daß man einen Schock klinisch definieren kann. Es gibt entsprechende Parameter, wie z.B. das klinische Aussehen oder Meßgrößen, wie Harnausscheidung pro Stunde, Blutdruck, Ansprechbarkeit des Gefäßsystems auf Noradrenalin u.a. In der Endphase ist es meiner Ansicht nach nicht so wichtig, ob ein Schock durch Endotoxine oder durch grampositive Bakterien gestartet wurde. Wenn der Mechanismus erst einmal angelaufen ist und der Schock zur verschleppten Phase hin neigt, dann sind die Mechanismen ähnlich. Beim Endotoxinschock sind die humoralen Mechanismen vielleicht zeitiger ausgeprägt. Das wesentliche ist jedoch, den Schock schnell zu erkennen und das Kreislaufversagen vor seiner Perpetuierung zu verhindern. Wenn man erst etwa darauf warten will, die Bakterien, die das Endotoxin liefern, zu züchten, dann kommt man mit der Therapie zu spät. Anders können wir Endotoxin in der Blutbahn noch nicht finden. Der von BELLER angegebene Test scheint hier einige differential-diagnostische Möglichkeiten zu bieten. Die Bestimmung von Histamin und Katecholaminen hilft auch nicht weiter, da sie bei jeder Form des Schocks im Blut vermehrt gefunden werden.

ZANDER: Ein charakteristischer klinischer Verlauf kann also allenfalls zu der Annahme führen, daß ein Endotoxinschock vorliegt. Der eindeutige Beweis läßt sich in der Regel erst nachträglich erbringen.

KUHN: Tritt ein Schock bei einem infizierten Abort auf, so müßte man zunächst feststellen, ob nicht doch ein hämorrhagischer Schock vorliegt. Ein echter hypovolämischer Schock ist von einem Schock im Verlaufe eines infektiösen Prozesses ohne Volumenverlust nach außen abzugrenzen, wenn auch starke Blutungen bei infizierten Aborten selten sind.

BELLER: Das ist doch eigentlich das klinische Kriterium für den Endotoxinschock. „Schock, der in keiner Relation zum Blutverlust steht." Wenn aber Blut verloren wurde, so sagt das wiederum nicht, daß die Patientin nicht noch zusätzlich einen Endotoxinschock hat.

PFAU: Das Schockereignis tritt meist schnell, mitunter wie aus heiterem Himmel auf und verläuft dann eher subakut. Es ist deshalb schwer, Kriterien zu finden, die sich auf längere Laboruntersuchungen stützen. Man muß sich an die klinische Beobachtung halten. Mir sind zwei Patientinnen in Erinnerung, bei denen es im weiteren Verlauf zu einem typischen SSP kam, bei denen der Schock ganz plötzlich auftrat. Beide Patientinnen lagen bereits zwei Tage in der Klinik wegen eines septischen Abortes und bluteten fast gar nicht, wie das für diese Erkrankung charakteristisch ist. Plötzlich, ohne irgend ein exogenes Ereignis, kam es zu einem Schockzustand. Die Patientinnen waren nicht blaß, wie das beim hypovolaemischen Schock der Fall ist, sondern zeigten eine merkwürdige gelblich-graue cyanotische Gesichtsfarbe und erschienen eher etwas congestioniert. Der Blutdruck zeigte Werte um 80/50 und der periphere Puls war kaum zu fühlen. Ich glaube deshalb, daß das Auftreten eines solchen Schockzustandes ohne Hypovolaemie bei einem septischen Abort charakteristisch für den Endotoxinschock ist.

Bei Patienten, die bereits längere Zeit in der Klinik sind, läßt sich eine Hypovolaemie leicht ausschließen. Schwieriger dürfte das sein bei Frauen, bei denen der Schockzustand bereits vor der Einlieferung eingetreten ist. Hier kann natürlich auch bei dem Schockzustand eine Hypovolaemie bestehen, da man nicht weiß, wieviel die Patientin bereits geblutet hat. Trotzdem meine ich, daß das typische grau-gelbe, cyanotische und congestionierte Aussehen, zusammen mit der Hypotension charakteristisch für einen Endotoxinschock ist.

ZANDER: Vielleicht können wir noch einmal versuchen, die Kriterien zusammenzufassen, welche für die Annahme sprechen, daß ein Endotoxinschock vorliegt. Darf ich Sie bitten, Herr KUHN, diese Kriterien noch einmal kurz zu formulieren.

KUHN: Wenn im Verlauf eines septischen Prozesses in der Schwangerschaft ein Schock entsteht und ein entsprechender Blutverlust nicht zu objektivieren ist, liegt die Vermutung nahe, daß es sich um einen Endotoxinschock handelt. Die Schocksymptome sind erklärbar durch den Pathomechanismus des Schocks. Im Vordergrund steht die Verminderung der terminalen Durchblutung. Sie läßt sich klinisch erkennen z.B. durch die Hauttemperatur, besonders an den Akren, die capilläre Durchblutung im Nagelbett, die arterielle Hypotension, die verminderte Urinausscheidung und, wenn man weitergehen will, durch den verminderten venösen Rückfluß. Hier kann man sich jedoch täuschen: der zentrale Venendruck kann normal oder erhöht sein, selbst wenn sich die Patientin schon im Endotoxinschock befindet. Durch die Eröffnung arterio-venöser Anastomosen oder durch Vasoconstriction kann der zentrale Venendruck normale Verhältnisse vortäuschen. Bei einer beginnenden Dekompensation des rechten Herzens im Schock wird der zentrale Venendruck ebenfalls normal bzw. erhöht sein. Daher ist der zentrale Venendruck weniger als diagnostisches Hilfsmittel zur Erkennung des Schocks anzusehen. Der besondere Wert der zentralen Venendruckmessung liegt in der Möglichkeit, das funktionelle Zusammenspiel zwischen Herz und zirkulierendem Volumen kontinuierlich überwachen zu können. Diese kontinuierliche zentrale Venendruckmessung ist maßgeblich für die Therapie. Als weiteres Symptom beim Endotoxinschock ist die Bewußtseinstrübung zu nennen, die des öfteren zu beobachten ist. Dies sind die Faktoren, die für den Kliniker in der akuten Situation im Vordergrund stehen, wenn noch keine Untersuchungsergebnisse aus den Laboratorien vorliegen.

KÄSER: Sollen wir den Namen Endotoxinschock beibehalten? Wir wissen, daß ganz ähnliche Zustandsbilder durch Exotoxine entstehen können. Wäre es nicht besser, wenn wir von einem bakteriellen Schock sprechen würden?

LASCH: Ich würde auch meinen, daß es besser ist, zwischen dem hämorrhagischen Schock auf der einen und dem bakteriellen oder septischen Schock auf der anderen Seite zu unterscheiden. Eine weitergehende ätiologische Diagnose ist in der kurzen, bis zur notwendigen Behandlung zur Verfügung stehenden Zeit nicht möglich.

ZANDER: Stimmen Sie damit ebenfalls überein, Herr BELLER?

BELLER: Das überlege ich mir gerade; ich glaube, vom klinischen her ja. Zumindest in der ersten Phase könnte man einfach von einem bakteriellen Schock sprechen. Ich glaube aber, als wissenschaftliche Definition müssen wir die Bezeichnung Endotoxinschock beibehalten; denn Endotoxin hat eine ganz spezifische Einwirkung auf den Organismus, die das Clostridium Exotoxin z.B. nicht hat.

ROEMER: Ich schlage vor, den bakteriellen Schock einfach so zu definieren: Das Bestehen einer bakteriellen Infektion, Temperaturen über 38,5° C, niederer Blutdruck unter 90 mm/Hg mit beginnender Zentralisation. Die Somnolenz scheint mir kein ausreichendes Kriterium zu sein.

MANNHERZ: Wenn wir einteilen in bakteriellen Schock bzw. Endotoxinschock und hypovolämischen Schock, wie bezeichnet man dann die Fälle, bei denen es infolge einer Fruchtwasserembolie zu einem Schockzustand kommt?

LASCH: Hier, glaube ich, handelt es sich um einen kardiogenen Schock durch Anstieg des pulmonalen Widerstandes mit Rechtsüberlastung und akutem Cor pulmonale.

ZANDER: Ich habe den Eindruck, daß von allen Seiten akzeptiert wird, wenn wir klinisch den Schockzustand, welcher sich bei einem septischen Abort einstellen kann, nach Ausschluß einer bedrohlichen Blutung, vorerst als bakteriellen Schock bezeichnen. Ausreichende Kriterien für eine mehr spezifische Diagnose wie z.B. Endotoxinschock stehen uns in dieser Phase des Geschehens noch nicht zur Verfügung. Wir kommen jetzt zur Frage nach der Häufigkeit des Endotoxinschocks. Gibt es Informationen über die Häufigkeit? Gibt es Hinweise für eine unterschiedliche Häufigkeit in verschiedenen Regionen oder Population? Ich möchte zuerst Herrn BELLER fragen, wie es sich mit der Häufigkeit in einer Weltstadt wie New York verhält?

BELLER: Man findet die Fälle in zunehmender Häufung in den Millionenstädten New York, Chicago, San Franzisko, Los Angeles usw. Sie betreffen fast ausnahmslos eine untere soziale Einkommensklasse. Sie finden sich sehr selten in der Privatpraxis, aber häufig in den sogenannten City-Hospitälern deren Patienten den unteren Einkommensschichten angehören. Einfacher ausgedrückt, es handelt sich eben um schlecht gemachte Aborte.

ZANDER: Verfügen Sie über Zahlen, die genauere Anhaltspunkte geben?

BELLER: Nein. Die beste Zahlenangabe ist meines Wissens die von Fox.

ZANDER: Wieviel Fälle sahen Sie etwa in 1 Jahr in Ihrem Hospital in New York?

BELLER: Zwischen 5 und 20 pro Jahr, in letzter Zeit etwas abnehmend. Der größte Teil sind sekundäre Einweisungen.

ZANDER: Fälle mit Schock?

BELLER: Ja, ungefähr 2,5% aller infizierten Aborte mit Temperaturen über 38°C.

ZANDER: Wie verhält es sich mit der Häufigkeit in Heidelberg, Herr KUHN? Sie haben kürzlich die Zahlen zusammengestellt.

KUHN: Wir haben seit 1954 in der Heidelberger Klinik jährlich 2—3 Endotoxinschocks bei durchschnittlich 500 Aborten pro Jahr erlebt, wobei ca. $^1/_8$ nach unserer Definition septisch verliefen. In den letzten $2^1/_2$ Jahren haben sich in der Klinik keine bakteriellen Schocks entwickelt, das kann jedoch ein Zufall sein.

ZANDER: Herr KÄSER, können Sie uns Zahlen aus Frankfurt angeben?

KÄSER: Sie entsprechen in etwa den Zahlen von Heidelberg. Wir sehen im Jahr etwa 2—4 Fälle.

ZANDER: Es wäre noch interessant zu wissen, wie es sich mit der Häufigkeit in einem mehr ländlichen Gebiet verhält. Herr ROEMER, stehen Ihnen Zahlen aus Tübingen zur Verfügung?

ROEMER: Ich würde mich nicht getrauen, hierfür Zahlen anzugeben. Wir haben in den letzten 6 Jahren fünf schwere bakterielle Schocks bei fieberhaften Aborten beobachtet. 4 Patientinnen davon sind trotz intensiver Therapie im Schock verstorben. Bei diesen Patientinnen bestanden die schweren Krankheitserscheinungen und der Schock schon länger als 24 Std vor der Klinikaufnahme. Bei zwei Patientinnen fand sich pathologisch-anatomisch das typische Bild eines Sanarelli-Shwartzman-Phänomens. Eine Patientin mit fieberhaftem Abort und bakteriellem Schock konnten wir durchbringen. Dazu muß gesagt werden, daß sich der bakterielle Schock bei dieser Patientin praktisch unter unseren Augen entwickelte. Der Heilungserfolg geht sicher auf die rasch einsetzende Therapie mit Heparin und

Infusionen zurück. Auffallend war — das möchte ich hier betonen — daß alle Patientinnen trotz der extrem niederen Blutdruckwerte und des Schocks keinen schwerkranken Eindruck machten. Dies kann leicht zu Täuschungen über die Schwere des Krankheitsbildes führen.

ZANDER: Können aus dem Auditorium Beobachtungen über die Häufigkeit berichtet werden?

JUNG: Wir sehen in Freiburg beim febrilen Abort das Bild des septischen Schocks wesentlich seltener als es im Krankengut der Heidelberger Klinik beobachtet wird. Im Verlauf der letzten 5 Jahre dürften bei einer Gesamtabort-Rate von 2000—2500 etwa insgesamt 2—3 Fälle vorgekommen sein.

LUDWIG: In München sahen wir etwa 3 Fälle mit Schock, bezogen auf 100 febrile Aborte.

ZANDER: Ich glaube, die Diskussion hat uns gewisse Anhaltspunkte für die Häufigkeit gegeben. Natürlich muß man berücksichtigen, daß für die angegebenen Zahlen die jeweilige Definition des Endotoxinschocks von wesentlicher Bedeutung ist. Hier liegt sicher ein gewisser Unsicherheitsfaktor. Wir wollen uns nun dem zentralen Thema unseres Gespräches zuwenden, nämlich der Behandlung des Endotoxinschocks. Beginnen wir mit der medikamentösen Schockbekämpfung. Herr LASCH, darf ich Sie bitten, hierzu als erster Stellung zu nehmen?

LASCH: Meiner Ansicht nach liegt die Schwierigkeit darin, zu erkennen, in welcher Phase des Schocks die Kranke sich befindet. Das ist die Voraussetzung für die richtige, zeitgerechte Behandlung ihres Kreislaufversagens. Wenn in der einen Phase vielleicht das Volumen wichtig ist, ist in der anderen Phase des Schocks die Eröffnung der Peripherie durch Fibrinolyse oder Alupent notwendig. Das, was im Augenblick therapeutisch falsch ist, kann vielleicht schon später richtig sein. Das muß man zunächst einmal vorausschicken. Man darf sich dabei nicht allein auf den Blutdruck verlassen. Der Blutdruck ist sogar ein schlechter Indikator für die Schocksituation, darauf hat Herr KUHN ja schon hingewiesen. Ich würde grundsätzlich die stündliche Urinausscheidung messen. Das ist ein besseres Kriterium. Wenn weniger als 20—30 cm³ Urin/Std ausgeschieden werden, dann weist das auf die Kreislaufzentralisation unter Einbeziehung der Niere im Schock hin. Ich würde weiterhin den zentralen Venendruck bestimmen und selbstverständlich die Pulsfrequenz messen. Außerdem muß fortlaufend das Elektrodiagramm bei Kranken im Schock geschrieben werden. Auch der Blutdruck muß kontinuierlich registriert werden.

Das führt natürlich den Internisten zu der Frage, ob solche Patienten nicht unbedingt auf eine Wachstation gehören. Die apparative Überwachung ermöglicht dann die nötige Hilfe auf Grund naturwissenschaftlich objektiver, momentan gewonnener Daten. Die richtige Behandlung verlangt ein kontinuierlich durchgeführtes diagnostisches Programm, wie es vielleicht heute noch nicht in jedem Krankenhaus möglich ist.

ZANDER: Ich glaube, wir sind uns alle darüber einig, daß solche Patientinnen optimal behandelt werden können, die sofort in ein Zentrum überführt werden, dem alle Möglichkeiten für die Diagnostik und Behandlung zur Verfügung stehen. Was soll aber geschehen, wenn solche Möglichkeiten nicht gegeben sind und wenn ein entsprechendes Zentrum nicht unmittelbar in der Nähe ist?

KÄSER: Man kann hier allerdings den Advocatus diaboli spielen und fragen, wie groß der Unterschied in der Mortalität bei optimaler und suboptimaler Behandlung sein mag. Es gibt Autoren, die sagen, sie liege bei 50%, was immer man tut oder nicht tut. Dazu gehört MORRIS, einer der besten Kenner[1].

LASCH: Ich weiß nicht, ob man diesen therapeutischen Nihilismus das Wort reden soll. Eine konsequente Behandlung der Mikrozirkulationsstörung der späten Phase des Schocks wurde erst in den letzten 2 Jahren durchgeführt. Große Zahlen liegen noch nicht vor, die eine statistische Auswertung gestatten. Einzelfälle sind zwar im Moment aufregend, aber für die Gesamtwirkung der Therapie nicht beweisend. Vielleicht gelingt es doch, in den nächsten Jahren Herrn KÄSER mit größeren Zahlen etwas optimistischer zu stimmen.

ZANDER: Wir haben also im Augenblick auch in der Therapie gar keine andere Möglichkeit, als von begründeten Annahmen auszugehen und im großen therapeutischen Experiment die Richtigkeit unserer Annahme zu prüfen.

BELLER: Vielleicht darf ich dazu noch folgendes sagen: Für eine gültige statistische Aussage benötigen wir große Zahlen. Auch unser Material ist zu klein; deshalb bin ich so vorsichtig gewesen. Wir sind unsicher in der Therapie im allgemeinen, und speziell in der Indikationsstellung. Das bezieht sich jedoch nur auf mich persönlich. Ich maße mir keine Kritik an irgendwelchen anderen Behandlungsmethoden an, die bis zum Beweis des Gegenteils vielleicht besser sein

---

[1] MORRIS, J. A.: Bacteremic shock in obsterics in Marcus & Marcus. Advances in Obstet. and Gynecol., vol. I, p. 150. Baltimore: Williams & Wilkins Co. 1967.

7*

können. Von den ersten acht Fällen von STUDDIFORD und DOUGLAS starben sechs.

Wenn wir die Zahlen der letzten Zusammenstellung in Prozenten ausdrücken, sind es 25% mit tödlichem Ausgang. Aber diese Zahl ist in keiner Weise statistisch signifikant, und wir sollten uns hüten, zu optimistisch zu sein. Ich teile aber andererseits den Pessimismus von MORRIS nicht, denn dies würde zum therapeutischen Nihilismus führen, der nicht meiner medizinischen Einstellung entspricht.

KÄSER: Es war keineswegs meine Meinung, in therapeutischem Nihilismus zu machen. Es kam mir vielmehr darauf an, Herrn BELLER zu einer Äußerung zu den Ansichten von MORRIS zu reizen.

BELLER: Ich möchte noch auf etwas anderes hinweisen. Es werden zunehmend Patienten beschrieben, die noch vor kurzer Zeit im Schock gestorben wären, die aber wahrscheinlich durch geeignete Maßnahmen überlebt haben. Diese Patienten können dann — in bislang unbekannter Häufigkeit — 3—8 Tage später sterben. Dies ist außerordentlich deprimierend. Ich selbst habe drei solcher Fälle gesehen, deren Verlauf zunächst erfreulich war. Dann setzte eine neue Schockphase ein, die nicht zu beherrschen war. Dieses zweite Schockgeschehen ist im Augenblick noch völlig unverständlich. Pathologisch anatomisch handelt es sich um eine besondere Form des interstitiellen pulmonalen Ödems.

ROEMER: Ich möchte zur Behandlung des bakteriellen Schocks folgende Fragen stellen: 1. Welche Stellung nimmt Cortisol in der Behandlung ein? 2. Welche Stellung nimmt Heparin ein? 3. Wie soll die Bekämpfung der Zentralisation erfolgen?

ZANDER: Ich greife die Fragen gerne auf, Herr ROEMER. Beginnen wir mit Cortisol. Herr KRECKE, Sie sind in Ihrem Referat auf die Frage der Cortisolbehandlung eingegangen. Darf ich Sie noch einmal um Ihre Stellungnahme bitten.

KRECKE: Da wir selber nicht über zahlenmäßig ausreichende Erfahrungen verfügen, möchte ich mich hier auf die Angaben anderer stützen. Am eindrucksvollsten und besten belegt erscheint mir in dieser Beziehung eine vergleichende Zusammenstellung von WEIL und SHUBIN aus dem Schock-Zentrum von Los Angeles [1. Ann. Int. Med. **60**, 384 (1964); 2. Diagnosis and treatment of shock, p. 156, Baltimore: Williams & Wilkins Co. 1967]. Es handelt sich um eine retrospektive Untersuchung an Patienten mit einem sog. bakteriellen Schock, von denen die einen Glucocorticoide, und zwar innerhalb der ersten 24 Std, erhalten hatten, die anderen nicht. Das Ergebnis ist überraschend eindeutig: 70 Fälle ohne diese Medikation und 53 Patienten, die *weniger* als 300 mg Hydrocortison (bzw. die äquivalente Dosis eines anderen Corticoids) pro Tag bekamen, zeigten mit 17 bzw. 15% die gleiche Überlebensrate. Demgegenüber beläuft sich bei weiteren 30 Schock-Patienten, denen täglich *über* 300 mg Hydrocortison gegeben worden war, die Überlebensquote auf 43%, d.h. sie ist mehr als doppelt so hoch, wobei der Unterschied sogar statistisch zu sichern ist. Das wesentlichste scheint demnach, abgesehen von dem Zeitpunkt des Einsatzes, die *Höhe* der Steroiddosis zu sein, eine Tatsache, auf die schon Herr BELLER in seinem Referat hingewiesen hatte. Es darf daher vermutet werden, daß die sehr ungleiche Beurteilung der Wirksamkeit von Glucocorticoiden beim sog. bakteriellen Schock zumindest teilweise auf einer nicht genügenden Beachtung dieses Dosisproblems beruht. Allerdings ist, wie ich bereits in meinem Vortrag sagte, für die von verschiedenen Seiten vertretene grundsätzliche Ablehnung dieser Pharmaka beim Endotoxinschock die Erzeugung einer Disposition für ein Sanarelli-Shwartzman-Phänomen verantwortlich. Aus diesem Grunde empfiehlt es sich unseres Erachtens, eine solche massive Glucocorticoid-Medikation stets mit jenen therapeutischen Maßnahmen zu kombinieren, die geeignet sind, eine disseminierte intravasculäre Gerinnung zu hemmen oder gar zu verhindern.

ZANDER: Können Sie noch einmal die Dosen sagen?

KRECKE: 300 mg Hydrocortison/Tag (bzw. eine äquivalente Menge anderer Präparate) in den ersten 24 Std, wobei es sich hier wohl nur um einen zu Vergleichszwecken gewählten arbiträren Grenzbereich handelt.

BELLER: Ich glaube nicht, daß das genug ist. Wir geben 800 mg bis 1 g, bezogen auf Hydrocortison, und zwar pro Injektion. Diese Dosis wird vierstündlich wiederholt. Gesamtdosen von 4—6 g sind nicht mehr ungewöhnlich.

ZANDER: Die Größenordnung dieser Dosis läßt sich vielleicht am besten ermessen, wenn man sie in Vergleich setzt zur täglichen Cortisolsekretion der Nebennierenrinde unter physiologischen Bedingungen. Sie liegt in 24 Std etwa um 35—40 mg.

BELLER: Die Behandlung mit diesen extrem hohen Dosen hat nichts mit einer Nebennieren-Substitution zu tun. Sie beruht auf dem pharmakologischen Effekt von Nebennierenrinden-Hormonen, deren Mechanismus an der Mikrozirkulation aber noch weitgehend ungeklärt ist.

ZANDER: Sie haben völlig recht, Herr BELLER. Es kam mir nur darauf an, noch einmal auf die verschiedenartigen Größenordnungen hinzuweisen.

KÄSER: MORRIS hat vorgeschlagen, 150 mg Prednison alle 4—6 Std zu geben.

LASCH: Ist das derselbe MORRIS, der gesagt hat, 50% sterben doch?

BELLER: Ich glaube nicht, daß es sich um den gleichen Dr. MORRIS handelt. Es gibt zwei Herren dieses Namens, die über Schock arbeiten. Der eine ist Chirurg in Boston, der andere Gynäkologe in San Franzisko.

ZANDER: Wir sind uns jedenfalls darüber im klaren, daß die Anwendung von Cortisol oder von cortisolähnlichen synthetischen Substanzen beim Endotoxinschock nur dann sinnvoll ist, wenn sie in den außerordentlich hohen Dosen der genannten Größenordnung erfolgt. Wie ist nun die Meinung zu der Anwendung von Heparin?

KUHN: Eine bestehende Störung der Mikrozirkulation, die durch eine Vasoconstriction herbeigeführt ist, wird sicher durch jede Substanz, die in den betreffenden Gefäßabschnitt ausfällt, fixiert. Die Durchströmung wird zusätzlich und dauerhaft behindert. Aus diesem Grunde glaube ich, daß die Verhinderung des Ausfalls von Fibrin in der terminalen Strombahn sinnvoll und notwendig ist. Dies ist durch die rechtzeitige Behandlung mit Heparin, wie auch das Tierexperiment zeigt, zu erreichen. In diesem Zusammenhang ist eine statistische Untersuchung von ADEBAHR aus dem Gerichtsmedizinischen Institut in Köln aufschlußreich. Er hat 100 Patientinnen mit Abort untersucht und in 10% der Fälle generalisierte intravasale Gerinnsel gefunden[2].

ZANDER: Wenn eine rechtzeitige Heparintherapie die Bildung von intravasalen Gerinnseln verhindern kann, ergibt sich die Frage nach der Behandlung bereits bestehender Verschlüsse in der terminalen Strombahn?

LASCH: Ich glaube nicht, daß man Fibringerinnsel als Indicator in der Peripherie finden muß, um eine Fibrinolysetherapie zu starten. Das, was in der Peripherie ausfällt, ist letztlich nur das Substrat, was nicht mehr abgeräumt wird. Aus der kontinuierlich durchgeführten Gerinnungsanalyse läßt sich leicht feststellen, ob eine intravasculäre Gerinnung stattfindet oder stattgefunden hat, ohne daß man Fibringerinnsel nachweisen kann. Ich glaube, daß der Abfall der Thrombocyten und ihre qualitative Störung der beste Indicator für die humorale Situation ist und nun eine fibrinolytische Therapie einsetzen soll.

---

[2] Deutsch. Z. ger. Med. **54**, 124 (1963).

Die Zahlen von Herrn ENKE, SCHMIER und SCHMIDT aus der Klinik von Herrn LINDER hier in Heidelberg sind doch überzeugend. Sie konnten die Überlebenszeit von Hunden beim verschleppten hämorrhagischen Schock von 8,5% auf 58% durch Fibrinolysetherapie erhöhen. Diese Zahlen sind signifikant. Wir haben bei über 100 Kranken mit allen Formen von schwer behandelbarem verschlepptem Schock eine Fibrinolysetherapie durchgeführt und in etwa ¹/₅ der Fälle einen erstaunlichen Therapieeffekt sehen können. Wir wissen aber noch nicht, ob die fibrinolytische Therapie Erfolg haben wird oder nicht. Wir suchen noch nach den Kriterien dieser Therapie, und wir hoffen, bei konsequenter Überwachung unserer Fälle auf einer Wachstation und fortlaufender Aufschreibung der humoralen Werte den Zeitpunkt zu finden, wo die fibrinolytische Therapie den größten Erfolg verspricht. Es ist einfach noch zu früh, um hier etwas Endgültiges für den Menschen zu sagen. Beim Tier sind die Ergebnisse eindeutig. Das gilt nicht nur für die endotoxischen Formen des Schocks, das gilt genauso für den hämorrhagischen Schock und für den Schock nach Verbrennung.

BELLER: Ich möchte hierzu folgendes sagen: Mich interessieren diese Versuche sehr. Vom theoretischen Standpunkt aus sind sie berechtigt. Zunächst zum Heparin: Im tierexperimentellen Versuch läßt sich nach Endotoxininfusionen zeigen, daß glomeruläre Fibrinniederschläge schon vorhanden sind, wenn der Blutdruck absinkt. Wir versuchen dies gerade mit der Urinausscheidung zu korrelieren.

Wir folgern aus unseren Versuchen, daß eine Heparintherapie mit dem Einsetzen des Schocks zu spät kommen kann; es sei denn, man wollte weitere Fibrinniederschläge verhindern. Ich glaube daher, daß der Gedanke, der von Herrn KUHN geäußert wurde, alle verdächtigen oder fieberhaften Aborte prophylaktisch mit Heparin zu behandeln, ausgezeichnet ist. Ob wir das personell bei unserer großen Zahl an Aborten durchhalten können, ist eine andere Frage. Im Prinzip werden wir diese Prophylaxe jedoch übernehmen. Sicher wird es möglich sein, Indikationen herauszuarbeiten, welche Patienten Heparin benötigen und welche nicht. Der Wert dieser Prophylaxe wird sich vielleicht niemals beweisen lassen, aber ich glaube nicht, daß wir schaden können. Zur Frage der Fibrinolyse bzw. Streptokinasetherapie möchte ich erwähnen, daß Streptokinase im Augenblick in Amerika nicht verfügbar ist. Urokinase ist in klinischer Prüfung, auf wenige Zentren beschränkt und mit sehr rigiden Kriterien für die Auswahl der Fälle. Wahrscheinlich wird die Antwort auf diese Frage aus Deutschland und nicht aus Amerika kommen. Die Frage scheint mir aber auf jeden Fall offen zu sein, ob die Fibrinolysetherapie operative Maßnahmen nicht verhindert und ob eine Fibrinolysetherapie nach einer Hysterektomie noch möglich ist. Streptokinase und Urokinase lysieren schließlich nicht selektiv Thrombosen oder Fibrinniederschläge in der Niere, sondern auch Thromben, die für den Wundverschluß notwendig sind. Aber es handelt sich hierbei um theoretische Bedenken, und wir sind dabei, diese Frage im Tierversuch zu klären.

LASCH: Der Internist kann das Blutungsrisiko bei den Kranken nach chirurgischem Eingriff nicht so abschätzen. Wir haben jedoch gesehen, daß unter einer vollen fibrinolytischen Therapie z.B. Trendelenburgsche Operationen durchgeführt wurden; noch über Stunden nach der Operation wurde die Fibrinolyse weiterbestehen gelassen. Ich weiß nicht, ob das bei Operationen am Uterus schwieriger ist, weil es vielleicht mehr blutet. Aber meiner Ansicht nach besteht keine absolute Kontraindikation nach einer Operation, eine Fibrinolysetherapie zur Behandlung eines Schocks einzusetzen. Der operierende Chirurg wird bei Kenntnis der eigenen Blutstillung aber zu dieser Frage sehr viel mehr sagen können.

ZANDER: Ich glaube, wir sind uns an diesem Tisch durchaus darüber einig, daß die Heparinbehandlung — insbesondere die prophylaktische — von berechtigten Annahmen ausgeht. Der Erfolg dieser Behandlung bedarf weiterer Prüfung. Nichts spricht im Augenblick gegen die Berechtigung unserer Annahmen. Wichtig erscheint mir noch der Hinweis, daß durch die Heparinbehandlung die Operabilität in keiner Weise beeinträchtigt wird. Wir können das auf Grund unserer eigenen Erfahrungen in der Heidelberger Frauenklinik mit Sicherheit sagen.

MANNHERZ: Ich habe noch eine Frage zum Trasylol. Liegen damit Erfahrungen vor?

BELLER: Unsere experimentellen Untersuchungen sind noch nicht abgeschlossen. Deshalb möchte ich dazu nichts sagen. Aber wenn wir von der experimentell belegten Vorstellung ausgehen, daß einer der Abwehrmechanismen des Organismus die lokale Thrombolyse ist, dann bin ich der Meinung, wir sollten die Lyse unterstützen und nicht blockieren.

ZANDER: Wir kommen nun zur Frage der Bekämpfung der Zentralisation.

LASCH: Die Zentralisation des Kreislaufs wird ja im wesentlichen durch nervale und später humorale Mechanismen unterhalten. Noch vor Jahren hat man in der Klinik unter dem Gesichtspunkt, der Blutdruck sei alles, mit massiven Dosen von Katecholaminen immer wieder versucht, einen vernünftigen Mitteldruck zu halten. Damit hat man aber die Zentralisation in vielen Fällen um der Blutdruckkosmetik willen nur noch verstärkt. Ich glaube, daß der Einsatz von Katecholaminen dann, wenn Dosen über 20 und 25 γ pro min benötigt werden, schädlich ist und sich hinsichtlich der Zirkulation in den Organen wie Herz und Niere nur negativ auswirkt. Neuerdings sind wir nach Vorschlägen der Amerikaner dazu übergegangen, Aludrin oder Alupent zu infundieren und gleichzeitig Volumen zu substituieren in der Vorstellung, daß eben damit die Durchblutung in dem Organ besser gewährleistet wird. Die Therapie ist nicht einfach, weil man damit sehr leicht mit dem Volumen ins Hintertreffen kommen kann und so eine Situation entsteht, der man schwer gerecht werden kann. Die Frage ist dann, was für ein Volumen zu substituieren ist. Wir nehmen am liebsten Gelatine (Haemaccel, Gelifundol), weil die Gefahr der Überdosierung geringer ist. Rheomacrodex in normalen Dosen (bis zu 500 cm^3) kann manchmal bei der peripheren Zirkulationsstörung nützen. Größere Dosen sind nach unserer Ansicht sicher falsch, weil der Expandereffekt das im Schock ohnehin überlastete und unterversorgte Herz vor schwierigere Aufgaben stellt. Akute Todesfälle im Tierexperiment durch akute Rechtsinsuffizienz haben wir erlebt. Außerdem muß man etwas vorsichtig sein, da niedermolekulares Dextran und fibrinolytische Therapie sich schlecht vertragen und massive Blutungen den Erfolg der Therapie gefährden können. Die Gelatinepräparate vertragen sich mit der Fibrinolyse besser.

KRECKE: Ich stimme mit Herrn LASCH völlig überein, daß die Anwendung vasopressorischer Substanzen allein schon wegen der erheblich vermehrten Freisetzung von Katecholaminen im Endotoxinschock recht problematisch ist. Dennoch ist ihr Einsatz keineswegs so kontraindiziert, wie von vielen Seiten immer wieder behauptet wird bzw. behauptet worden ist. Voraussetzung ist allerdings die gebührende Berücksichtigung zweier Tatsachen, die leider oft außer acht gelassen werden: 1. handelt es sich bei den vasopressorischen Stoffen um eine recht heterogene Gruppe, deren Blutdrucksteigerung auf verschiedene Weise zustande kommen kann. So ist z.B. bekannt, daß Angiotensin (Hypertensin) im Gegensatz zu den Katecholaminen auch an den Splanchnicusgefäßen angreift. Schon deshalb sollte man — sofern überhaupt indiziert — Angiotensin bevorzugen, weil

ein Teil des verminderten venösen Rückflusses zum rechten Herzen
möglicherweise auch beim Menschen auf einem Versacken des Blutes
im Intestinaltrakt beruht (wenngleich hier sicher noch manche Fragen
offen sind). 2. hängt der Nutzen bzw. die Nutzlosigkeit dieser Pharmaka weitgehend von der Art, dem Schweregrad und damit dem
Stadium des bakteriellen Schocks ab. So rechtfertigt z.B., wie ich
bereits in meinem Referat ausführte, eine (noch) „warme" Hypotension die Anwendung von Angiotensin, eventuell in Kombination mit
Katecholamin, zumindest eher als jene (häufigere) „weiße" Form mit
erheblicher peripherer Vasoconstriction einschließlich der damit ge-
koppelten Oligo-Anurie, obwohl es auch hier Befürworter gibt.
Sicher unsinnig ist aber die Infusion *großer* Mengen von Katecholaminen usw. bei ausgeprägter „Zentralisation", da die dann noch zu
erzielende Anhebung des meßbaren Blutdrucks kein echter therapeutischer Effekt, sondern eine pathophysiologisch wirkungslose
„Blutdruckkosmetik" ist, mit der man im Grunde genommen nur das
eigene Gewissen zu beruhigen versucht. In solchen Fällen wird man
sich vielmehr die Frage nach dem Einsatz von Antiadrenergika vorzu-
legen haben, d.h. Stoffen, die unter Umständen noch in der Lage sind,
der pathogenetisch letztlich entscheidenden Minderung von Organ-
und Gewebsdurchblutung entgegenzuwirken. Allerdings handelt es
sich dabei um eine sehr differenzierte Therapie, über die beim Endotoxinschock des Menschen meines Wissens vorläufig relativ geringe
Erfahrungen vorliegen. Das Zentralproblem ist und bleibt demnach
die in diesem Zusammenhang wiederholt hervorgehobene Volumen-
substitution, eventuell in Kombination mit kleineren Dosen vasopressorischer Stoffe. Aber auch sie erfordert, wie Herr LASCH bereits
im einzelnen begründete, sehr viel Erfahrung und Fingerspitzen-
gefühl, da man sonst ebenfalls mehr schaden als nützen kann.

ZANDER: Herr LASCH, Sie möchten noch zu den Ausführungen
von Herrn KRECKE Stellung nehmen. Vorher möchte ich aber noch
eine Frage an Sie richten: Kann man im Augenblick einem Kollegen,
der z.B. ein kleineres Krankenhaus leitet, in dem weitergehende diagnostische Möglichkeiten nicht zur Verfügung stehen, gewisse einfache Regeln oder Empfehlungen für die Behandlung geben? Ich
wäre Ihnen dankbar, wenn Sie diese Frage gleich mitbeantworten
würden.

LASCH: Man sollte auf jeden Fall Volumen zuführen. Wie gesagt,
kommen Gelatine, aber auch Rheomacrodex in kleineren Mengen in
Frage. Katecholamine würde ich nur dann geben, wenn der Blut-

druck mit 10—20 γ pro min gehalten werden kann. Diese Dosen von Katecholaminen sind erfahrungsgemäß nicht so schädlich. Wenn die Dosis ansteigt, müßte sofort mit einer fibrinolytischen Therapie begonnen werden. Erfahrungsgemäß können wir dann die Dosis reduzieren. Herr KRECKE hat das Hypertensin empfohlen. Wir haben gefunden, daß dieses Polypeptid bei zunehmender Acidose an Wirksamkeit verliert. Will man es richtig einsetzen, muß man wohl vorher mit entsprechenden basischen Stoffen (Tris, Natrium bicarbonat) das Blut-pH regulieren.

ROEMER: Wir haben bei drei Patientinnen neben der Unterbrechung der Verbrauchskoagulopathie mit Heparin den Schock mit Arterenol behandelt. Dabei zeigte sich, daß die Patientinnen mit dem Blutdruck zunächst gut ansprachen. Im weiteren Verlauf konnte trotz steigender Arterenolmengen keine Stabilisierung des Blutdrucks mehr erreicht werden. Bei zwei Patientinnen haben wir daraufhin unter der Vorstellung, daß beim Schock und dem schlechten Zustrom zum Herzen der Gefäßverengerung die Hauptbedeutung zukommt, hohe Dosen von Hydergin unter gleichzeitiger Infusion von Plasmaexpandern gegeben. Dies brachte sofort eine Besserung des Blutdrucks und des Allgemeinzustandes für längere Zeit, nachdem vorher alle Maßnahmen versagt hatten. Allerdings besteht dabei die Gefahr des Lungenödems. Der Erfolg in unserem Falle war auch nur vorübergehend — die Patientin starb schließlich doch am Kreislaufversagen. Es wäre doch wichtig, vom Internisten zu hören, was er dazu meint. Ob das zu riskant, ob es richtig ist, ob man es in verzweifelten Fällen tun soll. Denn es war außerordentlich verblüffend, wie schnell man mit Hydergin und der Volumenauffüllung hinkam.

LASCH: Ich glaube, daß die von Herrn ROEMER hier aufgezeigte Therapie sich eng vor dem Hintergrund der pathophysiologischen Vorgänge abspielt. Seinen Richtlinien sollte man folgen.

PFAU: Da es sich in den meisten Fällen um einen normovolämischen Schock handelt, braucht man kein Blut und auch, wenn keine Hämokonzentration besteht, kein Wasser bzw. keine Elektrolyte zuzuführen. Oft vertragen die Patientinnen auch gar kein Blut. Ich kenne Patientinnen, die jedesmal, wenn man auch ganz vorsichtig die Zufuhr von Blut wiederholte, anfingen, über heftige Schmerzen zu klagen. (Wieweit hierbei das den Abort auslösende Agens — es wurde ein Detergens instilliert, wie es in den modernen Küchenspülmitteln vorhanden ist — ursächlich eine Rolle spielt, läßt sich nicht sagen.)

Uns erschien es immer wichtig, bei diesen Zuständen sofort ein blutdrucksteigerndes Mittel (Arterenol) in Form einer Dauertropfinfusion zu geben. Wir haben auf die Wichtigkeit dieses Vorgehens bereits in unserer Publikation [PFAU, LASCH, GÜNTHER: Gynäkologia **150**, 18 (1960)] hingewiesen. Ohne eine solche Infusion mit blutdrucksteigernden Mitteln war es uns unmöglich, bei diesen Zuständen den Blutdruck einigermaßen zu stabilisieren. Es muß dabei betont werden, daß solche Mittel natürlich beim hypovolämischen Schock kontraindiziert sind.

Da sich das Schockgeschehen oft über viele Stunden hinzieht, ist die Überladung des Kreislaufes bei diesen Dauertropfinfusionen natürlich gegeben, insbesondere auch deshalb, weil die Lungen (ebenso wie die Nieren) bei diesen Zuständen besonders gefährdet sind. Die meisten Patienten sterben ja auch am Lungenödem. Man sollte deshalb, um Volumen zu sparen, in die Infusionslösung das blutdrucksteigernde Mittel in hoher Dosierung zuführen (wenigstens 10 Ampullen pro 500 cm³), um dadurch die Tropfenzahl und somit die Flüssigkeitsmenge zu reduzieren.

BELLER: Ich möchte im Hinblick auf die Volumenauffüllung noch auf einen Punkt hinweisen. Wir sind uns doch wohl alle darüber einig, daß Volumen zugeführt werden soll, die Frage ist nur, wieviel. Diese Patientinnen rutschen sehr leicht ins Lungenödem, darüber müssen Sie sich im klaren sein. Die besten Kriterien, nach denen wir uns richten, sind zentraler Venendruck und Urinausscheidung. Aber diese Kriterien sind, wie bereits betont, im Falle des Endotoxinschocks nicht sehr gut.

LASCH: Die Gefahr des Lungenödems durch eine Hypervolumenämie ist beim Krankengut der Frauenklinik, wo es sich ja in der Regel um junge Frauen handelt, vielleicht nicht so groß. Eine Herzinsuffizienz auf Grund eines vorgeschädigten Herzens ist nicht so schnell zu befürchten. In der frühen Phase des Endotoxinschocks aber, da wo der Histaminsperreffekt noch zum tragen kommt, gelangt das i.v. zugeführte Volumen vielleicht gar nicht voll zum linken Ventrikel. Hier müssen auch bereits dilatatorische Maßnahmen einsetzen, um das zur Verfügung gestellte Volumen auch für das Herz verfügbar zu machen.

ZANDER: Ich schlage vor, daß wir zum nächsten Punkt der Diskussion kommen, nämlich zur Bekämpfung des Infektes. Herr KUHN hat in seinem Referat Vorschläge in dieser Richtung gemacht. Wie stehen Sie zu diesen Vorschlägen?

KÄSER: Die Frage ist, soll man Chloramphenicol weitergeben, wenn eine Oligurie besteht, oder muß man dann damit aufhören?

KUHN: Chloramphenicol und Penicillin gehören zu den antibiotischen Substanzen mit der geringsten Nephrotoxizität. Ich glaube daher, daß die Anwendung dieser beiden Substanzen das geringste Risiko für die Nieren bedeutet.

KRECKE: Bei der Frage nach der Anwendung von Chloramphenicol in dem mit einer Anurie einhergehenden Endotoxinschock sollte man bedenken, daß es sich in der akuten Phase um ein hochdramatisches Geschehen bei Menschen handelt, deren Schicksal sich innerhalb sehr kurzer Zeit entscheidet, so daß hier die Dosierung keine Rolle spielt. Letzteres trifft beim Chloramphenicol aber auch für jene Patienten zu, deren Oligo-Anurie nach Überwindung des Schocks zunächst bestehen bleibt, weil dieses Antibioticum nur zu etwa $^3/_4$ von den Nieren ausgeschieden wird, so daß die übliche Dosis auch bei Urämikern (außer bei gleichzeitiger Beteiligung der Leber) praktisch nicht modifiziert zu werden braucht. Für Penicillin ist unter diesen Umständen allerdings eine leichte Verminderung der Dosis angezeigt, zumal bei sehr hohen Blutspiegeln Konvulsionen beobachtet worden sind.

ZANDER: Herr BELLER, wie führen Sie in New York die Infektbekämpfung durch?

BELLER: Wir geben Chloramphenicol und Penicillin zusammen.

ZANDER: Nun eine ketzerische Frage. Gibt es auch Gegenargumente gegen eine Behandlung mit Antibiotica? Es ist doch vorstellbar, daß gerade durch die Antibiotica-Behandlung immer wieder neu Endotoxine ausgeschwemmt werden.

BELLER: Das ist in der Tat so. Das läßt sich im Reagensglas zeigen, das ist auch in vivo gezeigt worden. Aber ich muß Ihnen ehrlich gestehen, ich habe nicht den Mut, auf Antibiotica zu verzichten.

ZANDER: Wir kommen nun zu der schwierigen Frage einer aktiven, also operativen Behandlung. Wir sind uns in der Heidelberger Klinik mit Ihnen, Herr BELLER, völlig darüber einig, daß es bestimmte Situationen gibt, in denen wir keine andere Wahl haben als operativ einzugreifen und den gesamten Herd zu entfernen. Die Frage ist nur, welches die Kriterien sind, die eine solche Entscheidung von uns fordern.

BELLER: Ich glaube, das ist sehr wichtig. Gegenüber dem Internisten, Urologen und Pädiater haben wir die Möglichkeit, den Infektionsort zu eliminieren. Das kann und muß zunächst mit der Curette versucht werden. Aber leider ist dies häufig nicht ausreichend.

Herr ZANDER und auch wir haben gesehen, daß Patienten nach einer Ausräumung in den Schock geraten. Dies ist verständlich, wenn man viele solcher Uteri gesehen hat. Entweder ist es die Menge an nekrotischem Material, für welche die Curettage nicht ausreicht, oder es sind subendotheliale Abscesse, welche die Curette nicht erreicht. Dann bleibt nichts anderes übrig, als den Uterus zu entfernen. Das war in unserem Material in etwa einem Drittel der Fälle notwendig. Das ist eine sehr große Zahl. Die meisten Autoren stimmen darin überein, daß die frühzeitige Hysterektomie diejenige therapeutische Maßnahme ist, die das Leben der Patientin mit größerer Wahrscheinlichkeit retten kann, als andere Maßnahmen.

ZANDER: Sie hatten allerdings in ihrem Referat gesagt — ich respektiere diese Mitteilung besonders, Herr BELLER — daß Sie eine Reihe von Uteri entfernten, in denen nachher nichts zu finden war. Vielleicht sollten wir uns jetzt erst einmal die Frage vorlegen: Wann soll man curettieren? Soll man sofort, wenn eine Patientin mit Temperaturen über 38° C in die Klinik kommt, curettieren, oder soll man damit abwarten bis die Temperaturen nach konservativen Maßnahmen abgeklungen sind.

BELLER: Sprechen Sie jetzt generell von der Behandlung des infizierten bzw. septischen Abortes?

ZANDER: Ja, ich glaube, wir sollten diese Frage hier mit anschneiden.

BELLER: Ich kann nur sagen, was wir machen. Wir behandeln unsere Patientinnen 24 Std mit hohen Dosen Antibiotica und räumen dann aus.

ZANDER: Warten Sie, bis die Temperaturen abgeklungen sind?

BELLER: Nein, bei den 24 Std gehen wir von der Vorstellung aus, daß wir in dieser Zeit eine gewisse Blutspiegelkonzentration erreicht haben und so bei einer Ausschwemmung speziell von Streptokokken, eine Sepsis verhindern können.

ZANDER: Wir sind in Heidelberg im allgemeinen konservativer und warten, bis die Temperaturen abgeklungen sind.

KUHN: Wir curettieren unter Antibiotica und Heparin, wenn Fieberfreiheit besteht. Für dieses Verhalten sprechen statistische Untersuchungen aus Amerika, aus denen hervorgeht, daß die niedrigste Mortalitätsrate bei Curettagen im fieberfreien Stadium beobachtet wurde. Diese Rate beträgt 0,29% der „infizierten Aborte".

MAJEWSKI: Ich möchte eine Frage an Herrn Prof. BELLER richten. Wie war der Zustand Ihrer Patientinnen mit bakteriellem bzw. Endotoxinschock, als der Schock eintrat? Kamen sie mit dem Schock in die Klinik oder entwickelte sich der Schock erst in der Klinik bei expektativem Verhalten?

BELLER: Wir haben alle Variationen gesehen. Manche Schocks haben sich unter unseren Augen entwickelt. Diese Patientinnen sind etwas glücklicher dran, weil wir den Schock in der ersten Phase erfassen. Nachdem wir aber eine sog. Schock-Unit haben, werden Patienten von vielen Krankenhäusern überwiesen. Diese Patienten sind z. T. schon 3 Tage schwerkrank und manche moribund.

MAJEWSKI: Eine wesentliche Frage: Entwickelt sich unter abwartendem Verhalten ein Endotoxinschock häufiger (das läßt sich sicher nicht statistisch sagen), oder haben Sie den Eindruck, daß Sie den Endotoxinschock nicht so häufig beobachten, wenn Sie aktiver vorgehen?

BELLER: Ich habe gesehen, daß sich im Verlauf der 24 Std, während wir mit Antibiotica vorbehandelten, ein Endotoxinschock entwickelt hat.

ZANDER: Die Frage des aktiven oder mehr abwartenden Vorgehens beim infizierten bzw. septischen Abort gehört wohl mehr zum Thema der Prophylaxe gegen den bakteriellen Schock. Wir kommen darauf zurück. Ich glaube, wir sollten jetzt erst noch einmal auf die Frage der aktiven Behandlung, also operativen Uterusentfernung beim Endotoxinschock eingehen.

KUHN: Wir sind in der Heidelberger Klinik aktiv vorgegangen, d.h. wir haben den Infektionsherd operativ entfernt, wenn wir mit der bisher umrissenen konventionellen Schocktherapie keinen Erfolg hatten. Das hat im allgemeinen 2—5 Std gedauert.

ZANDER: Ich habe den Eindruck, Herr BELLER, daß Sie die Indikation zur Hysterektomie etwas weiter stellen, als wir in Heidelberg. Man wird wahrscheinlich auch keine strengen Kriterien im Augenblick aufstellen können.

BELLER: Nein, aber ich möchte, daß Sie verstehen, daß wir häufig außerordentlich schwere Fälle sehen, die schon vorbehandelt wurden. Das erklärt zum Teil die große Zahl an Hysterektomien. Ich würde sehr deprimiert sein, wenn ich daran schuld wäre, daß mehr Hysterektomien als notwendig vorgenommen würden. Ich möchte darauf hinweisen, daß jede Uterusentfernung in den letzten 6 Jahren entweder von Dr. DOUGLAS oder von mir, meist von uns zusammen indiziert und auch ausgeführt wurden. Wir haben in jedem Falle viele Stunden diskutiert, ehe wir uns schließlich entschlossen, den Uterus herauszunehmen. Vergessen Sie nicht, daß es sich oft um sehr junge, Mädchen handelt. Der Entschluß zur Hysterektomie ist sehr schwer.

ZANDER: Das ist völlig richtig. Auch uns ist der Entschluß, operativ einzugreifen, immer sehr schwer gefallen. Wir haben das nur dann getan, wenn wir keinen anderen Weg mehr sahen, weiterzukommen, und wenn wir annehmen mußten, daß die Patientin im anderen Fall verloren war. Wir haben aber erlebt, daß sich intra operationem der Zustand einer vorher moribunden Patientin schlagartig änderte. Ich glaube, ähnliche Beobachtungen machten Sie auch.

BELLER: Ich muß auf der anderen Seite auf folgendes hinweisen: Wenn man wartet, bis die Patientin moribund ist, dann kommt die Hysterektomie zu spät. Das ist das besondere Problem, daß wir unter Zeitdruck stehen. Oft sieht es so aus, als wäre die Hysterektomie notwendig, obwohl es durchaus hätte sein können, daß die Patientin auch spontan in einen besseren Zustand gekommen wäre. Es sind diese Hysterektomien, die ich erwähnt habe, bei denen ich nachträglich zu der Überzeugung kam, es hätte vielleicht doch nicht zu sein brauchen. Das ist sehr unerfreulich, muß aber m.E. bei einer Mortalität um 50% in Kauf genommen werden, bis wir bessere Kriterien für die Indikation erarbeitet haben.

ZANDER: Ich bitte an dieser Stelle Herrn KINDERMANN, der eine Diskussionsbemerkung angemeldet hatte, diese vorzutragen.

KINDERMANN: Mir scheint noch folgendes erwähnenswert: Eine intrauterine Infektion kann zu allen Zeiten einer Schwangerschaft auftreten. Über die Infektion in der ersten Hälfte der Gravidität, meist als induzierter Abort, wurde hier gesprochen, über die Therapie diskutiert. Tritt eine solche Erkrankung zu einem Zeitpunkt auf, an dem man mit einer Lebensfähigkeit der Frucht rechnen kann, dürften zusätzliche Gesichtspunkte die Vorschläge von Herrn KUHN verändern. Dies mag folgender Fall demonstrieren.

Bei einer 35jährigen Patientin wurde vor $2^1/_2$ Jahren ein Carcinoma in situ der Cervix mit einer — allerdings ausgedehnten — Konisation behandelt. Im Februar 1967 kam die Patientin in der 30. Schwangerschaftswoche wegen vorzeitigen Blasensprungs in die Klinik. Nach 6 Tagen trat erstmals Schüttelfrost auf, das Fruchtwasser roch übel. Am Tage darauf wiederholten sich die Schüttelfröste mehrmals. Die Temperatur stieg bis 40,5° C. Wir versuchten nun, eine Entleerung des infizierten Cavum uteri mittels Syntocinontropfes zu erreichen. Unter den Wehen kam es im Anschluß an einen Schüttelfrost zu einem dramatischen Bild mit tonisch-klonischen Krämpfen, zunehmender Dyspnoe, Cyanose und schließlich Schock. Die Patientin wurde apnoisch, sie war nicht mehr ansprechbar. Nach Schocktherapie wurde laparotomiert, das Kind wurde durch Fundusquerschnitt entwickelt und der Uterus anschließend mit der darin belassenen Placenta exstirpiert. Wenige Stunden nach der Operation war die Temperatur der Patientin normal. Der weitere Verlauf blieb komplikationslos.

Am Operationspräparat fand sich eine massive eitrige, teilweise abscedierende Chorionamnionitis und Endomyometritis. Auf die Placenta hat die Entzündung nicht übergegriffen.

Der Laparotomie ging voraus ein Behandlungsversuch mit Infusionen, Chloramphenicol in hohen Dosen (zunächst 1 g alle 8 Std i.v., später Chloramphenicol im Dauertropf). Chloramphenicol hat sich in der späteren Testung gegen die aus dem Cavum uteri abgeimpften Entero- und Streptokokken sowie diphtheroiden Stäbchen als hochwirksam erwiesen. Der Schock zwang uns zur schnellen Sanierung. Das bei diesem Eingriff entwickelte Kind von 1300 g konnte nach $2^1/_2$ Monaten mit 2850 g aus der Kinderklinik entlassen werden.

KUHN: Wir hatten in der Heidelberger Frauenklinik einen identischen Fall, jedoch mit totem Kind. Der bakterielle Schock hatte sich als Folge einer Chorionamnionitis entwickelt. Es bestand ein akutes Nierenversagen, die stündliche Urinausscheidung lag bei 10 ml über 7 Std. Die Gerinnungsanalyse ergab das Vorliegen einer Verbrauchskoagulopathie mit Anzeichen einer gesteigerten Fibrinolyse. Auch wir haben versucht, den Schock mit konventionellen Mitteln zu beeinflussen, jedoch ohne Erfolg. Erst nach Entfernung des Uterus gingen sämtliche Schocksymptome bis auf die hochgradige Oligurie zurück. $2^1/_2$ Std nach der Operation kam eine überschießende Diurese in Gang, ohne daß diese mit Änderungen der Hydratation oder mit Änderungen des Kreislaufs zu erklären war. 30 min nach Beginn dieser überschießenden Diurese kam es zu einer schweren, allgemeinen hämorrhagischen Diathese. Die Patientin verlor innerhalb weniger Minuten 2 Liter Blut. Auffällig war der zeitliche Zusammenhang zwischen Wiedereintreten der Diurese und hämorrhagischer Diathese, eine Beobachtung, die wir schon des öfteren machen konnten[1]. Es spricht vieles dafür, daß eine gesteigerte intravasale Fibrinolyse die durch generalisierten Ausfall von Fibrin verschlossene terminale Strombahn wieder eröffnet. Diese Wiedereröffnung der terminalen Strombahn

---

[3] KUHN u. GRAEFF, 1966; GRAEFF u. Mitarb., 1967.

äußert sich in der Niere durch das Wiederingangkommen der Urinausscheidung. Ist der lytische Prozeß „überschießend", so kommt es
zu einer generalisierten hämorrhagischen Diathese. Bei unserer Patientin entwickelte sich unmittelbar nach dem Blutverlust ein hämorrhagischer Schock, die Urinausscheidung lag jedoch auch in dieser Phase
konstant zwischen 80—100 ml pro Stunde. Die Blutung konnte mit
Antifibrinolytica beherrscht werden, der postoperative Verlauf zeigte
keine Komplikationen.

Ich glaube jedoch, daß septische Komplikationen in der Spät-
schwangerschaft nicht nach einem bestimmten Schema behandelt
werden können. Ich habe daher bewußt in meinem Vortrag nur über
den septischen Abort in der Frühschwangerschaft gesprochen.

BELLER: Ich glaube, daß das eine sehr seltene Beobachtung ist;
denn bei der Amnionitis stirbt das Kind sehr schnell ab. Es hat eine
wesentlich geringere Endotoxin-Widerstandsfähigkeit als die Mutter.
Das macht eine Entscheidung zur Geburtsbeendigung etwas leichter.
Aber ich glaube, daß die Amnionitis doch relativ selten vorkommt.
Ich glaube, das ist mehr ein prophylaktisches geburtshilfliches Problem.

LUDWIG: Der Entschluß zur Uterusexstirpation in Fällen von
Endotoxinschock wird nicht zuletzt davon abhängen, ob alle konservativen Therapiechancen wirklich ausgeschöpft sind. Die Konsequenz
unserer Kenntnisse von der Pathophysiologie des bakteriellen Schocks
mit konkommittierender generalisierter intravasaler Gerinnung sollte
sein, in Fällen, in denen wir unter allen Umständen den Uterus erhalten wollen, die therapeutische Fibrinolyse der intravasalen Fibringerinnsel mit Streptokinase (oder Urokinase) zu versuchen. Als Kriterium des Behandlungserfolges könnte das Wiederingangkommen der
Diurese während oder nach der therapeutischen Fibrinolyse gelten.
Zur Vermeidung einer Refibrinierung müßte auch in diesen Fällen,
bei denen wir mit der prophylaktischen Heparinisierung gewisser-
maßen zu spät gekommen sind, an die Phase der therapeutischen Fibrinolyse eine zweite Behandlungsphase mit Heparin angeschlossen
werden.

Wir verfügen hierzu über eine erste klinische Beobachtung:
18. Schwangerschaftswoche, febriler Abort, Erreger Klebsiellen und
Enterokokken, Schock, Anurie. Hämostaseologische Kriterien der
Verbrauchskoagulopathie: Fibrinogen < 100 mg-%, Faktor V um
20%, Thrombocyten $< 50000/\mu l$. Nierenbiopsie: Massive Fibri-
nierung der Glomerula, Tubuli contorti noch intakt. Therapeutische

Fibrinolyse mit 2,5 Millionen Christensen-Einheiten Streptokinase innerhalb von 8 Std, anschließend α-Heparin. Wiederingangkommen der Diurese 12 Std nach Behandlungsbeginn. Die PAH-Clearance war später nahezu normal. Die Patientin wurde geheilt entlassen.

[Die detaillierte Darstellung dieses Falles erscheint in Thrombos. Diathes. haemorrh. (Stuttg.) IXX.]

ZANDER: Ich danke Ihnen für die interessante Mitteilung. Ich schlage vor, daß wir hier das Thema der operativen Behandlung abschließen. Wir sind wohl alle darin einig, daß es Fälle gibt, bei denen wir uns entschließen müssen, operativ einzugreifen und den Infektionsherd radikal zu entfernen. Der Entschluß kann für die Patientin lebensrettend sein. Es ist sehr schwer, diesen Entschluß zu fassen. Generell können wir im Augenblick nicht ausreichend genau definieren, wann der Zeitpunkt für ein aktives Vorgehen gegeben ist. Diese Frage bedarf der weiteren Klärung.

Wir kommen nun zu dem nächsten und letzten Punkt unserer Diskussion, nämlich zur Frage der Prophylaxe. Herr KUHN hat in zwei Diapositiven demonstriert, daß zur Prophylaxe zwei Dinge gehören, einmal die ständige Überwachung der Patientin und zum zweiten die medikamentöse Prophylaxe. Es ist klar, daß wir bei seinen Vorschlägen zur medikamentösen Prophylaxe wieder von Annahmen ausgehen, die uns berechtigt erscheinen, und daß die klinische Erprobung dieser Prophylaxe sich noch in einem mehr experimentellen Stadium befindet. Herr KUHN hat darauf hingewiesen, daß wir in den letzten $2^1/_2$ Jahren in Heidelberg bei systematischer Anwendung dieser Prophylaxe keinen Endotoxinschock gesehen haben. Wir sind uns klar darüber, daß man daraus keine endgültigen Schlüsse ziehen kann.

Beginnen wir mit der Überwachung der Patientinnen. Herr BELLER, wie überwachen Sie Ihre Patientinnen in New York und welche Patientinnen erscheinen Ihnen besonders gefährdet?

BELLER: Wir überwachen bei jedem septischen Abort, Fieber über 38° C, durch Messung alle 15 min, später alle 30 min des Blutdrucks, des Pulses und der Urinausscheidung, um sicher zu sein, daß wir den Beginn nicht übersehen. Eine andere diagnostische Maßnahme gibt es nicht. Ich würde zusätzlich bei solchen Fällen, die verdächtig sind, jetzt eine Heparin-Prophylaxe durchführen. Ich bin der Meinung, daß genügend experimentelle Unterlagen vorliegen, um das zu rechtfertigen. Es kommt auf die minutiöse Beobachtung der Patientin an.

ZANDER: Herr KÄSER, würden Sie uns vielleicht sagen, wie Sie es in Frankfurt mit der Prophylaxe halten?

8*

KÄSER: Ich muß sagen, ich habe früher beim febrilen Abort immer ruhig geschlafen. Seit ich das Material von BELLER aus New York gesehen habe und anschließend nach Frankfurt kam, schlafe ich nicht mehr ruhig. Es hat sich doch etwas geändert; diesen Eindruck hatte ich zuerst 1961 in New York. Prophylaktisch gehen wir genauso vor wie Sie in Heidelberg.

ZANDER: Sie haben wörtlich das wiederholt, was wir gestern im kleineren Kreis gesagt haben. Man hat früher gut geschlafen, aber jetzt schläft man nicht mehr gut. Das ist sehr charakteristisch für die Situation. Herr ROEMER, wie machen Sie die Prophylaxe in Tübingen?

ROEMER: Ich bin auch der Meinung, daß man eine Prophylaxe machen soll. Zur Überwachung gehört die Blutdruckmessung und die Kontrolle der Thrombocyten — alle 15 min.

ZANDER: Ich glaube, über die Notwendigkeit der sorgfältigen Überwachung als erste prophylaktische Maßnahme sind wir uns alle einig. Bestehen noch spezielle Erfahrungen oder Meinungen zur prophylaktischen Anwendung von Heparin?

KÄSER: Ich habe keine eigene Erfahrung damit. Ich würde aber auf Grund dessen, was ich heute gehört habe, meinen, daß man die Heparinprophylaxe durchführen sollte.

ZANDER: Wie ist die Meinung des Pathologen?

BLEYL: Soweit sich Pathologen zur Frage der Prophylaxe äußern können: Aus theoretischen Gründen bejahe ich die Anwendung des Heparin.

MAJEWSKI: Ich möchte doch noch einmal auf die Frage zurückkommen, ob nicht die aktive Behandlung des febrilen Abortes eine „instrumentelle Prophylaxe" (MEYER-VENTER) des Endotoxinschocks darstellen kann. Vielleicht erklärt sich aus der unterschiedlichen Therapie — aktives oder expektatives Verhalten — die unterschiedliche Häufigkeit des Endotoxinschocks, wie sie heute von den einzelnen Kliniken mitgeteilt wurde. Wir haben an unserer Klinik bei aktivem Vorgehen, wie wir es gestern geschildert haben, niemals einen Endotoxinschock beobachtet. Das bestärkt uns in der Auffassung, daß die möglichst sofortige Ausräumung des infizierten Abortmaterials in der Tat als eine „instrumentelle Prophylaxe" des Endotoxinschocks zu bewerten ist.

ROEMER: Ich möchte auf eine Äußerung von Herrn BELLER zurückkommen. Er sagte, im Verlauf der 24 Std-Antibiotica-Behandlung ist hier und da schon ein Schock aufgetreten. Die Frage von Herrn MAJEWSKI ist also ganz berechtigt. Ist schon die aktive Behandlung eines febrilen und septischen Abortes eine gewisse Prophylaxe gegen den Endotoxinschock? Ich stehe auf dem Standpunkt, ja. Wir räumen einen febrilen Abort ohne Antibiotica-Schutz aus, wenn der Cervicalkanal offen ist.

ZANDER: Damit kommen wir zurück zu der Frage, soll man beim febrilen oder septischen Abort ohne Rücksicht auf bestehende Temperaturen unmittelbar instrumentell ausräumen, oder soll die Ausräumung erst nach 24stündiger Behandlung mit Antibiotica bzw. erst dann erfolgen, wenn die Temperaturen sich normalisiert haben? Diese Frage gehört zweifellos ebenfalls zum Thema der Prophylaxe.

KÄSER: Das wissen wir alle nicht. Deshalb streitet man sich ja auch. Es gibt genauso viele Statistiken dafür wie dagegen.

STARK: Wir haben in die Mainzer Klinik von auswärts, aus einem benachbarten Krankenhaus, eine Patientin mit allen Zeichen des schweren Endotoxinschocks eingewiesen bekommen, die wegen eines febrilen Abortes abradiert wurde.

JUNG: Bei einigen hundert Fällen von febrilem Abort der letzten 5 Jahre, die wir in Freiburg erst 3 Tage nach völliger Entfieberung ausräumten, ist mir kein Fall eines unter der Klinikbehandlung entstandenen septischen Schocks bekannt. Die wenigen Fälle, die wir kennen, kamen bereits mit dem vollen Bild des Schocks zur Aufnahme.

ZANDER: Ich glaube nicht, daß wir die Frage der aktiven unmittelbaren instrumentellen Ausräumung eines febrilen bzw. septischen Abortes oder einer mehr expektativen Einstellung in dieser Diskussion klären können. Wichtig erscheint mir aber, daß dieses Problem als ein wesentlicher Teil prophylaktischer Maßnahmen in unserem Gespräch zum Ausdruck gekommen ist. Es spricht auch manches dafür, daß die aktive Einstellung — vor allen Dingen bei offenem Cervicalkanal — einer sehr ernsthaften weiteren Prüfung bedarf. Allerdings glaube ich nicht, daß sich die Frage klären läßt, wenn man ein ganz unterschiedliches Krankengut verschiedener Kliniken miteinander vergleicht. Eine eindeutige Klärung wäre m.E. nur möglich, wenn das Krankengut einer einzelnen Klinik prospektiv in dieser Richtung untersucht würde. Um zu eindeutigen statistischen Schlußfolgerungen zu kommen, wäre es notwendig, mit Hilfe des Random-Systems zu entscheiden, ob die jeweilige Patientin aktiv oder mehr expektativ behandelt wird.

Meine Damen und Herren, ich sehe, daß aus dem Auditorium noch zahlreiche Wortmeldungen vorliegen. Aus zeitlichen Gründen sind wir aber gezwungen, unsere Diskussion abzuschließen. Ich entnehme aber der lebhaften Anteilnahme an unserem Gespräch, daß wir hier Themen berührt haben, welche für den Kliniker von breitem Interesse sind.

Es sollte nicht der Sinn unserer Diskussion sein, Ihnen Patentlösungen anzubieten; vielmehr kam es darauf an, die zahlreichen noch offenen Fragen in der Diskussion noch einmal herauszuarbeiten und damit zum Nachdenken anzuregen. Ich glaube aber, die Diskussion hat noch einmal gezeigt, daß jeder fieberhafte bzw. septische Abort eine ernsthafte Erkrankung ist, welche unter Umständen zum Tode der Patientin führen kann. Sie hat auch gezeigt, daß wirksame Gegenmaßnahmen am ehesten zu erwarten sind, wenn Gynäkologen, Internisten, Pathologen und Physiopathologen intensiv zusammenarbeiten. Schon jetzt zeigt sich, daß sich aus dieser Zusammenarbeit tiefere Einsichten in die recht komplizierten pathogenetischen Vorgänge ergeben und daß sich daraus wiederum Ansätze für wirksame prophylaktische Maßnahmen gegen die Entwicklung eines bakteriellen Schocks sowie für die therapeutischen Maßnahmen bei eingetretenem Schock ableiten lassen.